ЯК СПРИЯТИ АКТИВАЦІЇ ТИМУСА
胸腺活性化ヒーリング

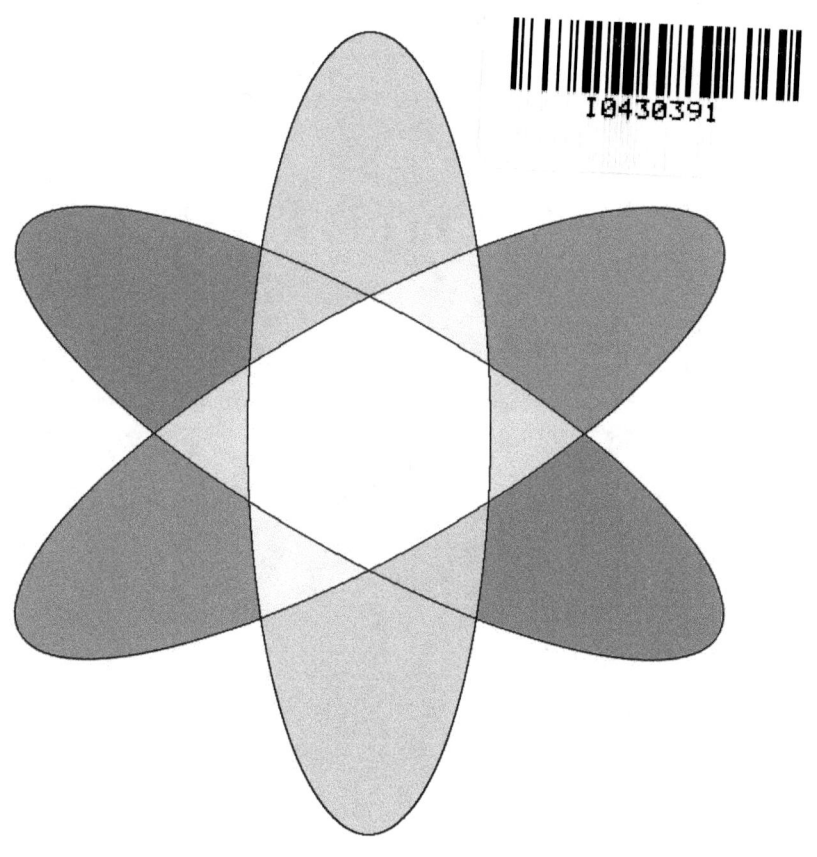

МІСТЕР ТАКАШІ 2БАКІ
つばきたかし

Як сприяти активації тимуса
胸腺（きょうせん）活性化ヒーリング

Містер Такаші2бакі
つばきたかし

はじめに ВСТУП

　Thymus activation healing 胸腺活性化ヒーリングの方法は書籍のおわりにて日本語とGoogle翻訳ウクライナ語でご紹介してあります。

　У кінці книги японською та українською мовами за допомогою функції перекладу Google представлено метод лікування активацією тимуса.

　いち早くヒーリングを試してみたい方は、お手数ですが、おわり前のページをお辿（たど）りください。

　Якщо ви хочете спробувати зцілення якомога швидше, перейдіть на останню сторінку.

それでは、はじめにヒーリングの要（かなめ）となる愛についてご紹介していきます。

По-перше, я хотів би познайомити вас з любов'ю, яка є наріжним каменем зцілення.

続いて、ヒーリングを続けていった結果、何が起きたのかをご紹介します。

Далі я розповім про те, що сталося в результаті продовження зцілення.

続いて、伝授されたヒーリングと共に独自に編み出したヒーリングなどをご紹介します。

Далі я розповім про зцілення, якому мене навчили, і про зцілення, яке я винайшов самостійно.

続いて、仮説を立てて、医学的な面からみた、胸腺の情報をご紹介します。

Далі я висуну гіпотезу та наведу інформацію про тимус з медичної точки зору.

おわりに胸腺活性化ヒーリングのやり方をご紹介します。

На закінчення я розповім, як проводити лікування активацією тимуса.

是非（ぜひ）、抗わずにお進みいただけたらと思います。

У будь-якому випадку я сподіваюся, що ви продовжите без опору.

それでは、本書をお楽しみください。
Сподіваюся, вам сподобається ця книга.

目次 ЗМІСТ

はじめに вступ	3
目次 зміст	6
愛 кохання	7
仙人の話 історія відлюдника	18
上昇気流 вознесіння	30
かごめ Kagome	37
覚醒体験 досвід пробудження	49
救済策 заходи допомоги	58
まえがき Передмова	104
本編 основна історія	106
文献一覧 Список літератури	130
おまけ обслуговування	134
仮説 гіпотеза	144
胸腺 тимус	155
おわりに перед кінцем	218

愛 КОХАННЯ

これは、愛を試したバージョンとなります。
Це випробувана версія кохання.

愛と聞いて何を思い浮かべますでしょうか、恋愛の愛、友情の愛、親切な行動などに感じる愛などです。そういった愛が想像できるかと思います。
Про що ви думаєте, коли чуєте слово кохання? Любов до романтики, любов до дружби, любов, яку ви відчуваєте у вчинках доброти, тощо. Я можу уявити таке кохання.

この中に、もう一つ、真実（しんじつ）の愛を伝えるとすると、自己愛が含まれるのかと思います。
Якби я мав передати іншу справжню любов до цього, я думаю, що любов до себе була б включена.

自己愛、
любов до себе

自己を愛する愛です。
Люби себе

自己を愛することができれば精神的な自立が生まれます。
Любов до себе створює духовну незалежність.

それは、どういったことかと言いますと、自分を愛するというのは、自分の体に滋養（じよう）を与えることになるんですね。そして、それと同時に、自分の体にとって愛という栄養（えいよう）を受け取ることにもなります。

Іншими словами, любити себе – це живити своє тіло. І при цьому ви отримуєте поживу любові до свого тіла.

この体にとって、これほど頼もしいことはないわけです。

Немає нічого надійнішого за це для мого організму.

愛を与え、愛を受け取る、そういった循環（じゅんかん）が一個人の中で芽生えてきて、愛のエネルギーのループが生まれてくると、この体は喜びに満ちた状態となって、心から嬉しく思うようになっていきます。

Віддаючи любов і отримуючи любов, такий цикл проростає всередині людини, і коли народжується петля енергії любові, це тіло буде в стані радості, і ви будете щасливі від щирого серця.

これを、日常的に続けていくと、精神的な自立への道しるべとなっていって、あなた様を上昇へと導いていくことになるでしょう。

Якщо ви будете продовжувати робити це щодня, це стане дороговказом вашої духовної незалежності і приведе вас до висхідного піднесення.

この上昇のことをアセンションと呼びます。

Це називається сходженням.

または、上昇気流と呼びます。
Або ми називаємо це висхідним потоком.

そして、真の自己愛を体験します。
І відчуйте справжню любов до себе.

真の自己愛に目覚めてまいりますと、他者に依存せずに生きていくことができるようになっていきます。他者からの愛を受け取らなくとも自己愛で単純に生きていける。
Коли у вас прокинеться справжня любов до себе, ви зможете жити без залежності від інших. Ви можете жити просто з любов'ю до себе, не отримуючи любові від інших.

と、まぁ、そういうことになるわけです。
Так буває.

もちろん、他者からの愛も、たくさん受けて、更なる愛を享受（きょうじゅ）できるようにもなっていますから、一石二鳥といったことにもなるわけです。
Звичайно, ми отримуємо багато любові від інших і можемо насолоджуватися ще більшою любов'ю, тому це все одно, що вбити двох зайців.

ですから、これを得（え）ない手はない。そう思います。ぜひ、あなた様の目でお確かめください。

Тому немає причин не отримати це. Я думаю так. Будь ласка, перевірте це на власні очі.

愛の定義について
Про визначення кохання

　一言に愛と言っても、様々な認識があるかと思います。
　Навіть якщо висловити любов одним словом, я думаю, що є різні сприйняття.

　恋愛の愛や、友情の愛、真心のこもった親切な行動などに感じる愛などです。
　Любов у романтичних стосунках, любов у дружбі, любов у вчинках щирості та доброти.

　これらのことから推測できることは、愛は社会的に証明された人間生活を豊かにするための潤滑油［じゅんかつゆ］（潤滑剤やグリスやグリース）のような働きを持っています。
　З цих речей ми можемо зробити висновок, що любов діє як перевірене в суспільстві мастило (мастило або мастило), яке збагачує людське життя.

ここでは、この働きを、エネルギー的に見る、物の見方をご提供したいと思います。それは、ハート、胸の中心、人間のセンターコア（心臓）に居る存在、自己に内在し得る存在を新しく定義させて進めさせていただきたいと思います。

Тут я хотів би запропонувати енергійний погляд на те, як працює любов. Я хотів би продовжити з новим визначенням серця, центру грудної клітини, існування, яке знаходиться в людському центральному ядрі (серце), і внутрішнього існування, яке може існувати в самому собі.

本文章の目的は、そのハートに在る、あなた自身の存在、自己に内在する存在のエネルギーの使い方を体験していただいて、愛のエネルギーの循環（じゅんかん）を体験していただきたいと思います。そして、愛のエネルギーの覚醒者になってもらえたら嬉しいです。

Мета цієї статті полягає в тому, щоб ви відчули використання енергії свого власного єства, істоти, яка живе у вашому серці, і відчули циркуляцію енергії любові. І я був би щасливий, якби ти міг стати пробуджувачем енергії любові.

また、愛のエネルギーを自在にあつかえるようになってまいりますと、第一に不安を軽減することが出来る様になっていきます。もちろん、不安を完全に無くすことはできませんが、愛のエネルギーが快活されてまいりますから、下手な精神科にかかるよりも健康的ですし、不安症状からも少し、改善されて、安全で守られた健やかな効果が期待できることでしょう。

Крім того, якщо ви можете вільно поводитися з енергією любові, ви, перш за все, зможете зменшити тривогу. Звісно, повністю позбутися тривоги не вдасться, але енергія любові пожвавиться, тому це здоровіше, ніж до поганого психіатра, можна очікувати здорового ефекту.

また、愛のエネルギーが全身を循環していくようになってまいりますと、肌の若返りや、美容効果も期待できます。

Крім того, коли енергія кохання циркулює по всьому тілу, можна очікувати ефекту омолодження шкіри та краси.

優しく温かい循環エネルギーに守られてまいりますから、世の中がどう混乱してこようとも、安全です。と宣言することができるようになってくると思います。

Ми будемо захищені ніжною та теплою циркулюючою енергією, тож яким би хаосом не став світ, ми будемо в безпеці. Я думаю, ми зможемо це заявити

また、愛のエネルギーを用（もち）いることが出来るようになってまいりますと、この世の中に存在する全ての物に対して、その物に内在するエネルギー的存在がいることを知るようになっていきます。

Крім того, коли ви станете здатні використовувати енергію любові, ви дізнаєтеся, що існує енергетичне існування, притаманне всьому, що існує в цьому світі.

そうなってくると、全ての物に対して、自分と同じように内在する存在が居ることを知っていますから、自然と物を、大切に扱（あつか）っていくことができるようになっていくことでしょう。

Коли це станеться, ви природним чином зможете ставитися до речей обережно, тому що ви знаєте, що є внутрішня істота, яка існує в усьому, як і ви самі.

そして、物をただの物として、捉（とら）えるようなことがなくなっていきますから、その物に内在する存在を愛していくことができるようになっていることでしょう。そうすると、粗末（そまつ）に物を捨てたりとか、大切に扱わないような態度は無くなってくるのではないかと思います。

І оскільки ви більше не будете сприймати речі просто як речі, ви зможете полюбити існування, яке їм властиве. Тоді, я думаю, зникне ставлення погано викидати речі чи недбало до них ставитися.

また、物に内在する存在が居ることを知ってまいりますと、妄（みだ）りに人の物を欲しくなったり、盗んだり、はたまた略奪（りゃくだつ）したりといったことも少なくなってくるのではないかと思います。

Крім того, якщо ви дізнаєтеся, що існує невід'ємне існування речей, я думаю, що ви будете менш імовірно бажати, красти або грабувати речі інших людей.

それは、その物に内在する存在が居ることを知っていますから、その存在が、その主人（持ち主）を愛していることに自然と気が付いてまいりますから、その物に内在する存在の想いが自然と伝わってきて妄（みだ）りに人の物を欲しがったり、盗んだり、はたまた略奪（りゃくだつ）したりはしなくなってくるのではないでしょうか。

Оскільки ми знаємо, що цьому об'єкту притаманне існування, ми природно усвідомлюємо, що це існування любить свого господаря (власника). Таким чином, думки про існування, притаманні об'єкту, природно прийдуть, і людина перестане бажати, красти чи грабувати речі інших людей.

これは、物に対してだけの思想ではなくて、人に対しても適用できる思想となってくると思います。それは、好きな人ができたとして、その人には別の好きな人がいて、手が出せない状況に似ているのではないかと思います。叶わぬ恋だと知ったとしても、妄（みだ）りに人の恋人を欲しがったり奪（うば）ったりはしなくなってくるのではないでしょうか。

　Я думаю, що це не просто думка про речі, а спосіб мислення, який також можна застосувати до людей. Я думаю, що це схоже на ситуацію, коли ти не можеш вийти з рук, коли знаходиш когось, хто тобі подобається, але цій людині також подобається хтось інший. Навіть якщо ви знаєте, що ваша любов ніколи не здійсниться, ви, ймовірно, перестанете хотіти або красти чужого коханця.

　また、愛を用（もち）いて物事を考えれるようになってまいりますと、心を用いて物事をとらえれるようになっていきますから、その好きな人と一緒に居る、憎（にく）き相手に対しても自分と同じように愛を用いれる尊（とうと）い存在である素質を持った人だと言うことを知っていますから、妬（ねた）んだり嫉（そね）むようなことも少なくなってくるのではないでしょうか、極端（きょくたん）な話をするならば憎いからといって人を殺してしまうような無惨（むざん）な姿は無くなってくるのではないでしょうか。

　Крім того, коли ми навчимося думати з любов'ю, ми зможемо сприймати речі серцем. Тому, навіть якщо ви з кимось, кого ненавидите, ви знаєте, що ви людина з якостями дорогоцінної істоти, яка може використовувати любов так само, які ви. Так заздрості і ревнощів буде менше. Як крайній приклад, я думаю, що трагічний вигляд вбивства людей лише тому, що вони їх ненавидять, зникне.

そこに愛の真骨頂（しんこっちょう）があるのではないかと思います。

Я думаю, що саме в цьому полягає справжня цінність кохання.

また、愛のエネルギーを用（もち）いれるようになってまいりますと準備が整った段階で上昇気流（アセンション）が起こります。

Крім того, коли ви будете готові використовувати енергію любові, відбудеться висхідний потік (сходження).

次章より、その体験の一部をご紹介して、愛と友情のエネルギーの使い方をお伝えしてまいりたいと思います。

З наступного розділу я хотів би познайомити вас із деяким досвідом і розповісти вам, як використовувати енергію любові та дружби.

仙人の話 ІСТОРІЯ ВІДЛЮДНИКА

　昔の仙人と呼ばれる人達が、こぞって不老不死を唱えていた理由が、もしかしたら、このことなんじゃないかって思うようなことが見えてきました。

　Я переконався, що це може бути причиною того, чому всі люди, яких у давнину називали відлюдниками, виступали за безсмертя.

　この章では、このことについて書いていきます。
　Про це я напишу в цій главі.

　不老不死の意味はいつまでも年をとらず死なないことと言われています。

　Кажуть, що сенс безсмертя полягає в тому, щоб ніколи не старіти і не вмирати.

　しかし、昔の仙人たちは死んでいっています。彼らが言いたかったことは、いつまでも年を取らずに若々しく見える生き方を実現されて、それを、言葉にして表現されていたんじゃないかって思い始めているわけです。

　Але старі відлюдники мертві. Я починаю думати, що вони хотіли сказати, що вони змогли реалізувати спосіб життя, який виглядав би молодим, не старіючи, і що вони виражали це словами.

人間である以上、死はあるんだけど、人間に与えられている潜在的能力を使って、いつまでも若々しくいられる方法を仙人達はあみだしていたのではないかと考察しているわけです。

Поки ми люди, ми помремо, але я думаю, що відлюдники, можливо, винайшли спосіб використовувати приховану здатність, надану людям, залишатися вічно молодими.

結果的に、あの人、いつまでも死なないよねって言われる仙人と呼ばれる存在になっていったのではないかと推測を立てています。

У результаті я припускаю, що він став істотою, яку називають мудрою людиною (відлюдником), яка, як кажуть, ніколи не помре.

ですから、一般常識や、現代の科学のレベルでは到底理解できない何かを彼らは発見して、それを体得していた。と、そう思うわけです。が、しかし、文献に出てくる仙人の話は目にするものの、本物の仙人に僕は会ったことがないので、おとぎ話くらいにしか思っていませんでした。

Тож вони відкрили те, що неможливо осягнути на рівні здорового глузду чи сучасної науки, і оволоділи цим. Ось що я думаю. Однак, хоча я бачив казки про відлюдників у літературі, я ніколи не зустрічав справжнього відлюдника, тому вважав їх не більш ніж казками.

しかし、天然石業界で有名なロバート・シモンズさんからクリスタルヒーリングを学び、好きこそ物の上手なれの言葉の通りに、毎日クリスタルヒーリングを続けていった結果、僕はアセンション体験をしました。日本語に訳（やく）すと上昇気流を体に感じるレベルで体感したと言うことです。

Однак я навчився зцілювати кристали від пана Роберта Сіммонса, який є відомим у промисловості природного каменю, і в результаті щоденного зцілення кристалами я отримав досвід вознесіння. Говорячи словами, це означає, що я відчув висхідний повітряний потік на рівні, який міг відчути своїм тілом.

これにより、「目に見えない系」の世界のお話が現実味を帯びてきました。本当に人間の体には秘密がいっぱい備わっていて、科学では解明されていない未知の領域が、どうやら本当にあるようだ。と思ったわけです。

В результаті історія світу «невидимої системи» стала більш реалістичною. Організм людини дійсно має багато таємниць, і, здається, дійсно є невідомі області, які не з'ясовані наукою.

僕も、昔は、現実主義者と言いますか、目に見えない系のお話は、敬遠するほど、見向きもしなかったタイプの人間でした。しかし、本当にアセンション体験をすると、無視なんてできないどころか自分から発信したくなる現状にあります。

У минулому я також був реалістом, людиною, яка не звертала особливої уваги на історії про невидимі системи. Однак, коли ви справді відчуваєте висхідний потік (піднесення), ви не можете його ігнорувати, і ви хочете надіслати його всім у світі.

これ、マジもんやん。ヤバァってことです。
Це правда. Це справді дивно.

僕の話をしますと、アセンション体験を味わうと、毎日、欠かさずアセンションをするようになっていきました。ヒーリングの仕方も、クリスタルを外したヒーリングを独自に編み出していって、愛と友情のエネルギーの使い方という方法に落とし込んで、今でもブラッシュアップしています。

Що стосується мене, то як тільки я відчув досвід вознесіння, я почав підійматися кожен день без помилок. Що стосується методу лікування, то я розробив унікальний метод лікування без кристалів і досі відпрацьовую його, застосовуючи до методу використання енергії любові та дружби.

そんな中、2022年の5月中旬頃〜6月初旬頃にアセンション体験のクライマックスと言いますか、目覚めの体験と言いますか、恐怖体験こみの覚醒体験を経験しました。これは、非常に伝えづらい内容になるのですが、喜びと表裏一体である正反対の現象が現れ出でました。これには本当に注意が必要です。

Таким чином я пережив кульмінацію досвіду вознесіння та досвід пробудження страху приблизно в середині травня до початку червня 2022 року. Це дуже складний для передачі зміст, але виникло діаметрально протилежне явище, нерозривно пов'язане з радістю. Будьте обережні з цим.

その経験の中で、僕は、ハートの中心より少し上側にある、言葉では伝えづらい場所にある存在の活性化を経験しました。

У цьому досвіді я відчув активацію існування в місці, яке важко описати словами, яке розташоване трохи вище центру грудей, центру серця.

このことから、これはなんだと、興味を持つようになっていって、図書館にある医学の本を片っ端から調べていったところ、どうやら、医学の世界では胸腺（きょうせん）と呼ばれている存在であることがわかってきました。

Після цього я зацікавився, що це таке, і коли я шукав медичні книги в бібліотеці, я дізнався, що в медичному світі це називається тимусом.

この経験から、胸腺（きょうせん）には、人間の免疫機能を司るT細胞を成熟させる器官であることがわかってきました。ガンやコロナなどの病気も胸腺さえ活性化できてしまえば、有利になる。そう言うことが言えるようになります。

З цього досвіду стало зрозуміло, що тимус — це орган, у якому дозрівають Т-клітини, які контролюють імунні функції людини. Такі захворювання, як рак і корона, будуть корисними, якщо навіть вилочкову залозу можна активувати. Ви зможете це сказати.

このことから、胸腺の活性化が起これば免疫機能がアップして行くわけです。そして、どうやら、覚醒体験まで進むことができれば、胸腺の存在を肌感覚で認知できるようになり、日々、愛と友情のエネルギーの使い方を実践して胸腺を活性化していくことができるようになる。と、まぁ、そう言うことが言えるようになってきています。

Від цього, якщо відбувається активація тимуса, імунна функція підвищиться. І очевидно, якщо ми зможемо перейти до досвіду пробудження, ми зможемо розпізнати існування тимуса за допомогою відчуття шкіри. Ви зможете активізувати вилочкову залозу, щодня практикуючи використання енергії любові та дружби.

一応、補足しておきますと、胸腺（きょうせん）の感覚を認知できる。と、表現しましたが、これは、特別な意味を含（ふく）みます。

Про всяк випадок зроблю доповнення. Я писав, що ви можете сприймати відчуття тимуса, але це має особливе значення.

実際の覚醒体感の流れの中では、体が敏感（びんかん）になり過ぎて、性別をも超越したような感覚を味わい、その結果、様々な臓器が活性化されていく流れの中で、胸腺（きょうせん）の蝶（ちょう）の姿とも思えるような感覚を感知しました。

У самому процесі пробудження моє тіло стало надто чутливим, і я відчув, що виходжу за межі статі. В результаті в процесі активації різних органів я відчув відчуття метелика в тимусі.

僕の場合、蝶番（ちょうつがい）とも表現できるような気もしていますし、翼（つばさ）にも例えられるような気もしています。鳥のように感知される方もおられるかと思います。おそらく、人によって捉え方や感じ方が変わってくるのではないかと想像しているわけです。

У моєму випадку я відчуваю, що це можна описати як «шарнір», і я також відчуваю, що це можна порівняти з крилом. Думаю, дехто сприймає це як пташку. Я думаю, що те, як ми бачимо, сприймаємо та відчуваємо, ймовірно, змінюватиметься залежно від людини.

よって、ここに表現された以外の様々な表現方法がこれから世の中に現れ出てくると思います。僕は、そういった特別な感覚を味わいました。

Тому я думаю, що в майбутньому народяться інші способи вираження, крім висловлених тут. У мене було таке особливе відчуття.

もちろん、このことを実証する必要があると思います。が、しかし、僕は医者でもなければ、医療関係者でもない。ですから、証明の仕方がわからないわけです。また、僕だけに起こった覚醒体験なのか、誰にでも起こりうる体験なのかも検証が必要になるでしょう。僕の経験で言わせていただくと、覚醒体験まで実質3年かかりますから。

Звичайно, я вважаю, що ми повинні це продемонструвати. Однак я не лікар і не практикуючий лікар. Тому я не знаю, як це довести. Крім того, необхідно буде перевірити, чи це досвід пробудження, який трапився лише зі мною, чи досвід, який може статися з ким завгодно. З мого досвіду, щоб відчути пробудження, потрібно три роки.

これを、検証したり臨床試験のような形で証明しようとしようものなら、その技術体系が確立するまで、いったい何年かかることでしょう。僕が生きている間に立証できるかどうかも、現時点では未知数です。

Якщо ви спробуєте це перевірити або довести у формі клінічного випробування, скільки років знадобиться, поки технічна система не буде встановлена? На даний момент також невідомо, чи зможу я це довести за життя.

ですから、今この記事を読んでいる、あなたはラッキーです。

Отже, читаючи цю статтю прямо зараз, вам пощастило.

もし、この記事を読んで、アセンション体験や覚醒体験をしてみたい方がいらっしゃいましたら、本書の続きを熟読ください。愛と友情のエネルギーの使い方をご紹介させていただきます。

　Якщо ви прочитали цю статтю і хотіли б отримати досвід вознесіння чи пробудження, уважно прочитайте решту цієї книги. Я хотів би познайомити вас з тим, як використовувати енергію любові та дружби.

話を元に戻しますと、昔の仙人と呼ばれる人達は、この覚醒体験を経て、胸腺の活性化を体得して、その体験を活かして生きていたのではないかと、想像しているわけです。仮説の域を出ませんが、昔の医療のレベルだった頃（５００年くらい前）に、この体験をして、活用していたら、まるで仙人のようになれていたのかなぁと僕は空想をしています。

Повертаючись до оригінальної історії, я уявляю, що стародавні відлюдники пережили цей досвід пробудження, освоїли активацію тимуса та жили, максимально користуючись цим досвідом. Це лише гіпотеза, але мені цікаво, чи міг би я стати схожим на мудреця (відлюдника), якби я мав цей досвід і використовував його, коли медичне обслуговування було на рівні старих часів (близько 500 років тому).

現代は、医療のレベルが上がりすぎていて、死ねない時代とさえ言われる時代に変化してきていますから、今更、仙人にならなくとも医学の力で解決できる時代になっています。

У наш час рівень медичного обслуговування надто зріс, і він змінюється на епоху, яку навіть називають «ерою, коли ми не можемо померти». Отже, зараз ми живемо в епоху, коли ми можемо вирішувати проблеми силою медицини, не перетворюючись на мудреця (відлюдника).

が、しかし、人間の自然治癒力で長生きできるんだったら、自然治癒力のチカラを用いた方が気分的にいいよね。と言い逃げして、本編の真髄をご紹介差し上げたいと存じます。

　Проте, якщо ви можете довго жити з природною цілющою силою людини, краще використовувати силу природної цілющої сили.

　Я хотів би представити суть основної історії.

　それでは、ここからは、覚醒体験当時のお話も交えながら上昇気流（アセンション）の体験談や、対応策や救済策など処世術をご紹介していきます。

　Звідси я познайомлю досвід висхідного потоку (вознесіння), контрзаходи та ліки тощо, а також включаю історію під час досвіду пробудження.

上昇気流
ВОЗНЕСІННЯ

　上昇気流（アセンション）体験は人によって、見え方や感じ方が変わってくる可能性がございます。これからご紹介する内容は一つの例としてとらえていただけたら幸いです。これからお伝えすることが必ず起こると言うわけではないことを、あらかじめご了承いただければと思います。

　Досвід висхідного потоку (сходження) може виглядати та відчуватися по-різному залежно від людини. Буду вдячний, якщо ви візьмете за приклад вміст, який я наводитиму. Будь ласка, зрозумійте заздалегідь, що те, про що я вам розповім, не обов'язково станеться.

　僕の体験談として、お伝えしてまいります。
　Я розповім вам історію свого досвіду.

　2019年7月中旬に、僕は、とあるセミナーに参加しました。そこで、クリスタルヒーリングと出会い。毎日のようにクリスタルヒーリングを続けていきました。

　У середині липня 2019 року я відвідав певний семінар. Там я познайомився з Crystal Healing. Я продовжував практикувати лікування кристалами щодня.

3ヶ月が経った頃、初めてのアセンションが始まる前に起きたことが印象的だったのご紹介しておきます。クリスタルヒーリングをしている時に、イメージの中で、基底部と言いますか、股（また）の間の中心から大きな蓮（ハス）の花が咲き、花弁（はなびら）が開いていくイメージが見えました。

　Приблизно через три місяці, перед тим, як почалися перші Вознесіння, я хотів би поділитися з вами тим, що мене вразило, як те, що сталося. Коли я робив лікування кристалами, я побачив зображення великої квітки лотоса, що розпускається від основи, точніше, від центру промежини, а пелюстки розкриваються.

　また、初めての上昇気流（アセンション）が始まった頃、まどろみの中で、ハートの中心に光り輝くお光を感得しました。それは、夢見心地の中で、ハートの中心をのぞき込んで見るようなイメージでした。

　Крім того, коли почався перший висхідний потік повітря (підйом), в середині сну, центр грудей. Я відчув сяюче світло в центрі свого серця. Це було ніби дивитися в центр свого серця в мрійливому стані.

この頃、自己に内在する存在をハッキリと認識し、実在している感覚を肌で感じ、人体の不思議に直面していった時期だったと認識しています。

　Я усвідомлюю, що приблизно в цей час я зміг чітко розпізнати внутрішнє існування, яке є притаманним мені, відчути відчуття реальності своєю шкірою та зіткнутися з чудесами людського тіла.

　初めてハートに昇ってくる上昇気流（アセンション）を、体感した時は、さすがにおどろきました。
　Коли я вперше відчув висхідні потоки повітря (вознесіння), що піднімаються до мого серця, я був справді вражений.

　「なんじゃこりゃぁっ」と言った感じです。
　Це як сказати: "Що це?"

　あの体験以降、ちまたで言われている、目に見えない系のお話や、アセンションや、波動上昇、次元上昇などのお話が、頭のおかしい特定の人達のお話ではなくて、誰にでも起こりうる事象であることを知りました。
　Після цього досвіду історії про невидиму систему, вознесіння, вібраційне підвищення та вимірне вознесіння, про які говорять на вулицях, — це не історії конкретних божевільних людей, а події, які можуть статися з ким завгодно.

また、上昇気流（アセンション）がハートの上のノドあたりに差し掛かった時の頃。

　Також, коли висхідний потік повітря (підйом) наближався до горла над серцем.

　アーーーーーーーーーーーーーーーンと鳴り響（ひび）く、低い重低音、どっしりとした中域音、かすかに響（ひび）く高音、大勢の声が唱和しているかのようなサラウンドで聞こえてきて、ビックリしたことを今でも覚えています。

　"Ан". Я досі пам'ятаю, як був здивований, почувши низькі, важкі баси, тверді середні частоти, слабкі високі та об'ємний звук, ніби багато голосів співають разом.

　このあたりまでで、だいたいクリスタルヒーリングを始めて3ヶ月〜6ヶ月くらいの間に起こったことだったと記憶しています。

　До цього моменту я пам'ятаю, що це сталося приблизно через 3-6 місяців після того, як я почав зцілювати кристали.

また、クリスタルヒーリングを始めて半年過ぎたあたりの頃に、クリスタルを用いなくとも愛のエネルギーを用いれるようになっています。と自己に内在する存在からのお告げがあり、それ以来、クリスタルを外した、愛と友情のエネルギーの使い方を実践していきました。

　Крім того, приблизно через півроку після початку лікування кристалами я зміг використовувати енергію кохання без використання кристалів. З тих пір я практикую використання енергії любові і дружби без кристалів.

　期間で言うと、クリスタルヒーリングを半年間、愛と友情のエネルギーの使い方を２年と４ヶ月くらい実践したことになります。合計して２年と１０ヶ月です。

　Якщо говорити про період, то півроку я займався лікуванням кристалами, а також близько двох років і чотирьох місяців - як використовувати енергію любові та дружби. Разом 2 роки 10 місяців.

　上昇気流（アセンション）を続けて行く過程で、いつの頃からか、ノドより上の頭蓋（ずがい）の中まで上昇気流（アセンション）が起こるようになっていきました。

　У процесі продовження висхідного потоку (підйому) в якийсь момент почався висхідний потік (підйом) до внутрішньої частини черепа над горлом.

　そして、２年と１０ヶ月が経った頃、

Через 2 роки і 10 місяців

　上昇気流（アセンション）は頭蓋（ずがい）の中の先へと移り進んで行く中で、希望の光を授（さず）けます。しかし、それは、人によっては地獄絵図ともなりましょう。僕はもがき苦しみました。

　Вознесіння дарує промінь надії, просуваючись далі в череп. Однак для деяких людей це також може бути картиною пекла. Я боровся.

　結果、「抗（あらが）わずに進む者が勝ち」と言う言葉を授かっていながら、抗わずにはいられなくなるような性別を超越した身体の状況に直面して、せっかく教えてもらっていた言葉があるにもかかわらず、我慢の限界を迎え、身体に起こる現象に対して、初めて抗ってしまいました。

　У результаті я зіткнувся з фізичною ситуацією, що виходить за межі статі, я не міг не чинити опір, хоча мені дали вислів: «Перемагає той, хто йде вперед без опору». Незважаючи на слова, яких мене навчили, я досяг межі свого терпіння і вперше протистояв явищам, які відбувалися в моєму тілі.

　そして、寒気や悪寒や恐怖感や不安感にさいなまれ、死をも覚悟した瞬間をむかえるのでした。その詳細は秘密にさせていただきますが、まさに地獄絵図でした。

　Мене мучили озноб, страх і тривога, я зустрів момент, коли я був готовий померти. Подробиці триматиму в таємниці, але це справді була картина пекла.

そして、僕は男だ。男なんだ。って言い聞かせる、おまじないを言い始めるほどに追い込まれて行き、ただひたすらに耐え忍ぶのでした。

А я чоловік я чоловік Мене так загнали в кут, що я почав говорити заклинання, щоб переконати мене. Я просто терпів.

そして、ここから、覚醒体験へと突入して行きます。

І звідси він перейде до досвіду пробудження.

かごめ KAGOME

かごめ、かごめ、かごのなかのとりは、いついつでやる、よあけのばんに、つるとかめがすべった、うしろのしょうめんだぁ〜れ。

Kagome, Kagome, Kago no naka no tori wa, itu itu deyaru Yoake no ban ni, turu to kame ga subetta, ushiro no syoumen daare.

日本人なら、子供の頃、よく遊んだ歌ではあります。が、しかし、上昇気流（アセンション）体験を経（へ）て読むと、はっと、驚（おどろ）く内容に気づかされ、子供の頃、思っていたような印象の歌とは少し違うことに気が付かされました。この章では、このことについてお伝えしていきます。

Якщо ви японець, це пісня, яку ви часто грали в дитинстві. Однак, якщо ви прочитаєте досвід висхідних повітряних потоків (вознесіння), ви будете здивовані змістом. Я зрозумів, що пісня дещо відрізняється від враження, яке я мав у дитинстві. Про це вам розповість цей розділ.

この歌は地方によって、多少、言葉が違うようです。だいたい同じことを言われていますので、この章の始めにご紹介した言葉に当てはめて表現していきます。

Схоже, ця пісня має дещо інше слово залежно від регіону. Сказано більшість тих самих речей, тому я буду застосовувати слова, введені на початку цього розділу, щоб їх виразити.

かごめ、この言葉は、てっきり目隠しして大人数で囲む、子供の頃の遊びの歌だと、とらえていました。しかし、上昇気流（アセンション）体験を経（へ）て読むと全然そういう意味ではないことに気づかされます。

«Kagome». Я завжди сприймав це слово як дитячу пісеньку з великою групою людей із зав'язаними очима. Однак, коли ви прочитаєте це після досвіду висхідного потоку (піднесення), ви зрозумієте, що воно має зовсім інше значення.

かごめ、かごめ、このかごめは、籠（かご）の目（め）、籠目を意味しています。そうですね、三角形と逆三角形が混じり合った絵、六芒星（ろくぼうせい）の形です。

«Kagome, Kagome». Це «Kagome» означає очі-кошики, очі-кошики. Ну, це зображення суміші трикутників і перевернутих трикутників у формі шестикутної зірки.

では、籠（かご）の中のとりは、どういう意味でしょう。意味は色々注釈をつけれます。一つ目は鳥居（とりい）です。鳥居とは、神社の参道入り口などに建てる門と言う意味です。

Отже, що означає «Kago no naka no tori wa»? Значення можна анотувати різними способами. Перший – «Torii». «Torii» означає ворота, побудовані біля входу в «jinjya».

これは、僕のアセンション体験から言わせていただくと、蝶番（ちょうつがい）部分になります。医学的な部位で表現するならば人間のセンターコアでもある心臓（しんぞう）の少し上あたりに生息してある胸腺（きょうせん）です。

З мого досвіду вознесіння, це «шарнірна» частина. З точки зору медицини, це тимус, який знаходиться трохи вище серця, яке також є центральним ядром людини.

見ようによっては鳥にも見えます。
Виглядає як птах залежно від того, як на це дивитися.

上昇気流（アセンション）時の体感では僕は蝶（ちょう）のように感じました。が、しかし、見方によっては鳥にも見えるかもしれません。鳥と表現しても、僕にとっては、あんまり違和感はありません。どちらにしても飛んでいくものなので。ということで、二つ目は鳥です。

Я відчув себе метеликом, коли відчув висхідний потік (піднесення). Однак, залежно від того, як на нього дивитися, він може виглядати як птах. Навіть якщо я висловлю це як птах, для мене немає особливого відчуття невідповідності. Тому що вони літаючі істоти. Отже, другий — птах.

そして、「いついつでやる、よあけのばんに、」この意味は、おそらく、いつ？いつ？その姿を表すの？夜明けの晩（ばん）だよ。と言った具合に、期待（きたい）して、まちどおしくて堪（たま）らない様子（ようす）を表（あらわ）している意味にとらえています。

А потім: «itu itu deyaru Yoake no ban ni» Це означає, можливо, коли? Коли? Ви розкриваєте себе? З'являється вночі на світанку. Ось що це означає. Я розумію, що це означає, що внутрішня істота чекає в очікуванні, щоб розкритися.

僕が初めて熱くエネルギーを帯びた蝶［ちょう］（胸腺［きょうせん］）の姿を感じた時、まさしく、夜明け前の晩（ばん）でした。

Це була ніч перед світанком, коли я вперше відчув гарячого, енергійного метелика (тимус).

覚醒体験へと進むアセンションのクライマックスあたりで熱く滾（たぎ）る蝶（ちょう）の姿をハッキリと体感しました。

У кульмінаційний момент сходження, яке веде до досвіду пробудження, я міг чітко відчути гарячих метеликів.

そして、「つるとかめがすべった、」の意味ですが、僕はこの言葉を鶴（つる）ではなく、つるっと亀が滑（すべ）ったと、とらえています。

А щодо значення «turu to kame ga subetta», то я сприймаю це слово як те, що послизнулася черепаха, а не журавель.

絵的に説明すると、籠目（かごめ）である六芒星（ろくぼうせい）の中にある亀（かめ）の甲羅（こうら）のような絵があると思うのですが、つるっと少し回転してみてほしいです。そうすると、見えてきます。

　Щоб пояснити це образно, я думаю, що всередині шестикутної зірки, яка є візерунком кошика, є малюнок, схожий на панцир черепахи, але я хотів би, щоб ви його трохи повернули. Тоді ви зможете це побачити.

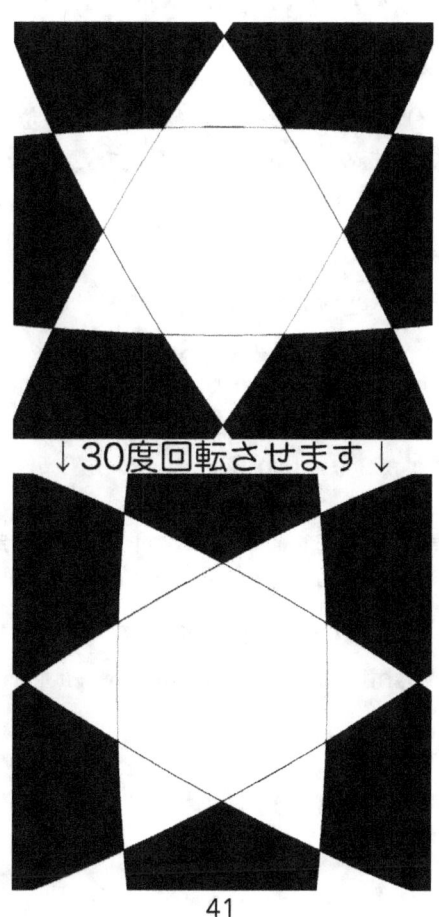

そして、「うしろのしょうめんだぁ〜れ。」これは、アセンション体験をして、目覚めと言いますか、覚醒と言いますか、「ただ、ここに、ある。」という感覚まで進まれた方でしたら、「うん」と納得できる話なのですが、なかなか一般的には理解されにくい話だと思います。

А потім "ushiro no syoumen daare". Це історія, яку можуть зрозуміти ті, хто пережив висхідний потік (вознесіння) і просунувся до досвіду пробудження, але я думаю, що це досить важко зрозуміти в цілому.

これは、籠目（かごめ）の鳥居［とりい］（入口）が胸腺（きょうせん）だと表現するならば、籠目（かごめ）の本殿（ほんでん）や拝殿（はいでん）は、頭のてっぺんの先、そうですね、言葉で言うには忍（しの）び難（がた）いですが。閻魔（えんま）の位置や、王冠（おうかん）の位置や、豆（まめ）の位置とも表現できます。

Якщо «Torii» (вхід) «Kagome» виражається як тимус, то головна святиня і зал для поклоніння «Kagome» є верхівкою голови. Ну, це важко передати словами. Це також може бути виражено як положення «Enma», положення «корона» або положення «боб».

個人的な見解で言うならば、「うしろのしょうめんだぁ〜れ。」は、具体的に示すと、自己に内在する存在のことだと僕は見ています。

З моєї особистої точки зору, я бачу значення «ushiro no syoumen daare» як внутрішнє існування, яке притаманне самому собі.

かごめの説明
Опис Kagome

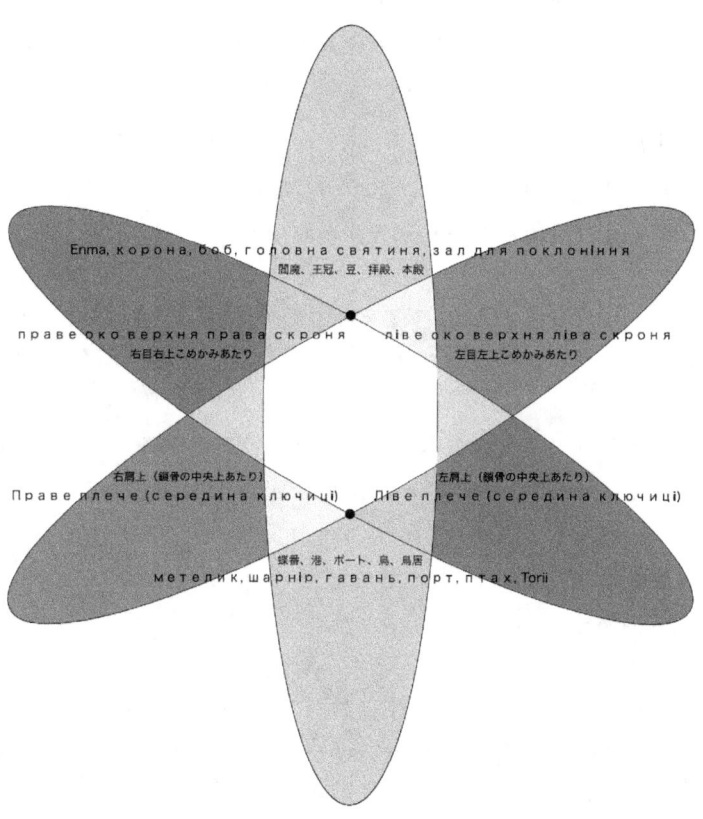

また、閻魔（えんま）と聞くと、何か怖い存在を思い浮かべるかもしれません。

Крім того, коли ви чуєте слово Enma, ви можете подумати про щось страшне.

ドラゴンボールや西遊記などのお話の影響もあって、まぁ、そのようにも、とらえられるのですが、アセンション体験をして覚醒体験をした人間にとっては閻魔は少し違った印象に映（うつ）ります。

Також є вплив таких історій, як Dragon Ball і Journey to the West, і саме так це сприймається, але для людей, які пережили вознесіння та пробудження, Enma виглядає дещо інакше.

閻魔とは、みめうるわしい、度を超して一つのことに熱心な人と言う意味です。少しでも閻魔の印象が変わってくれれば御（おん）の字です。

Enma означає прекрасну людину, яка надзвичайно захоплена однією справою. Я був би вдячний, якби враження від Енми хоч трохи змінилися.

また、王冠（おうかん）は、頭蓋骨（ずがいこつ）の頭頂骨（とうちょうこつ）と頭頂骨をつなぐ矢状縫合（しじょうほうごう）された円状の広範囲な部分を言います。アセンション体験して行った先に現れ出でます。

Корона — це кругла широка частина черепа, яка з'єднує тім'яні кістки черепа сагітальним швом. Він з'являється в результаті продовження досвіду сходження.

また、豆（まめ）は、上昇気流（アセンション）を続けていった先に、地獄の苦しみが現れます。その地獄の苦しみを、苦しみ抜いた先に現れ出でます。

　Пекельні страждання з'являться в результаті продовження висхідної течії (сходження). «Боби» з'являться наприкінці тих пекельних страждань.

　言葉では、まったく説明がつかないため、医学的な表現で説明すると、頭蓋骨（ずがいこつ）にある前頭骨（ぜんとうこつ）と左右の頭頂骨（とうちょうこつ）との間にある縫合（ほうごう）を冠状縫合（かんじょうほうごう）と言い。

　Словами це взагалі неможливо пояснити, тому, щоб пояснити це медичними термінами, шов між лобовою кісткою черепа та лівою та правою тім'яними кістками називається вінцевим швом.

　その冠状縫合（かんじょうほうごう）と矢状縫合（しじょうほうごう）が交わるポイントを豆（まめ）の位置と表現させて進めさせていただきます。

　Точка, де перетинаються вінцевий шов і сагітальний шов, буде називатися положенням «боба».

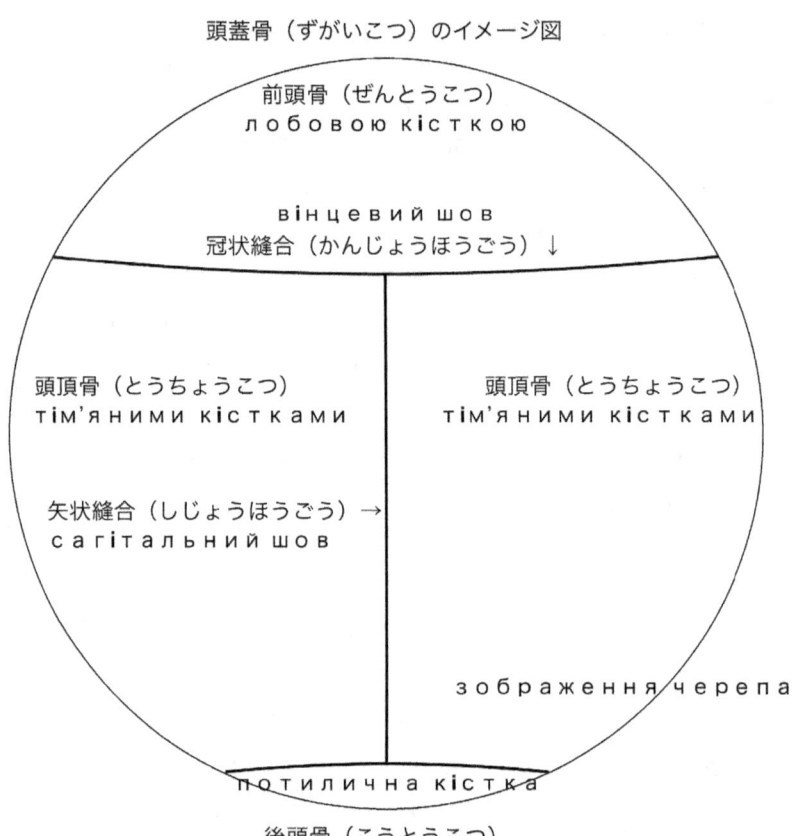

上手く伝わっていれば幸いです。
Я був би вдячний, якби слова були добре передані.

しかし、昔の人は良く言ったもんだなぁと感心させられます。子供の頃にその歌を歌わせて遊ばせておいて、しっかり教育されている。
Проте мені імпонує, що стародавні мудреці це добре передали. Коли я був дитиною, мене змушували співати та грати під цю пісню, і я отримав належну освіту.

しかも、遊びの意味と内的探求の意味が上手く合わさっていて、二つの意味を成すなんて、素晴らしすぎる。
Крім того, надто чудово, що сенс гри і сенс внутрішнього дослідження добре поєднуються і утворюють два смисли.

まさにアセンションそのものを封じ込めていて、だれが考えたのか知るよしもありませんが、上手すぎる。
У пісні запечатано саме вознесіння, і не знаю, кому це спало на думку, але це добре.

歌を作った人は天才だと思いました。
Я думав, що людина, яка написала пісню, геніальна.

それでは、次章より、アセンション体験を進めていった先に、起こり狂う、覚醒体験した当時のお話をご紹介します。

　З наступного розділу я познайомлю історію досвіду пробудження, який стався в результаті продовження досвіду вознесіння.

覚醒体験 ДОСВІД ПРОБУДЖЕННЯ

愛と友情。そのエネルギーの使い方を知ると、上昇気流（アセンション）が起きるようになります。

любов і дружба. Коли ви знаєте, як використовувати цю енергію, відбудеться висхідний потік (сходження).

上昇気流（アセンション）を使いこなせるようになると、臍下（へそした）あたりの上昇気流（アセンション）から、胸（ハート）に昇る龍となる上昇気流（アセンション）へと進化していき、喉（のど）へと昇華して、頭の中心、そして頭のてっぺんへと移り進む過程にて、スーパーアセンションとなり、地獄の苦しみと引き換えに豆を持つ様（よう）となるのです。これには注意が必要となり、身がかえるのです。

Коли ви можете опанувати висхідний повітряний потік, він розвивається від висхідного повітряного потоку навколо пупка до висхідного повітряного потоку, який стає драконом, що піднімається до грудей (серця), сублімуючи до горла, у процесі просування до центру голови і переміщення до маківки, це стає супервознесінням, і це стає ніби тримати боб в обмін на пекельні страждання. Це вимагає обережності.

こうなってくると上昇気流（アセンション）させようと思う気持ちはなくなっていきます。それよりも、心（ハート）と頭（マァーラ）のバランスを取ろうと必死にもがきます。それが、冷や水浴びせられた模様（もよう）となるのです。

Коли це відбувається, зникає бажання створити висхідну течію (сходження) за власним бажанням. Натомість я відчайдушно намагаюся знайти баланс між мисленням серцем і головою. Схоже, його облили холодною водою.

結果的に、何もかもを手放していく姿となり、想像力すらも手放す姿となります。そして、内的探求で得た知識をも全（すべ）て覆（おお）い隠（かく）すようになります。

У результаті він стає фігурою, яка відпускає все, навіть уяву. Воно також починає затемнювати всі знання, які воно здобуло у своєму внутрішньому пошуку.

ただいま、その状態にあります。

Я зараз у такому стані.

今、僕がやっていることを明示
Я покажу вам, що я зараз роблю.

過去も未来も夢なんだ。
空想も妄想も夢と一緒（いっしょ）なんだ。
記憶すらも夢なんだ。
そのことに気が付けたなら、今すぐに言ってほしい、
目に見えるものを追いかけます。
目に見えるものはリアルである。
目に見えるものは今の現実なのである。
ですから、目に見えないものを追いかけ始めたら今すぐに言ってほしい。目に見えるものを追いかけます。と、そうすれば、あなたの目（まなこ）がパッチリになって後遺症もなんのその。

Минуле і майбутнє – це мрії.
Фантазії та марення – те саме, що мрії.
Навіть спогади – це сни.
Якщо ви помітили це, скажіть це вголос прямо зараз.
«Я женуся за світом видимим».
Видимий світ реальний.
Видимий світ є теперішня реальність.
Тому, коли ви починаєте ганятися за невидимим світом, скажіть це вголос.
«Я женуся за світом видимим».
Тоді ваші очі будуть ідеальними і не залишиться наслідків.

これで、頭は現在に同期を始める。
Тепер ваша голова починає синхронізуватися з сьогоденням.

次にしてほしいことがあって、次って言ってもほぼ同時なんですけど、体の胴体（どうたい）と頭をつなげて同期をはかってほしいです。呼吸を実況中継してみてください。何秒吐いて、何秒吸ってとか考えなくていいです、今吐いている。今吸っている。くらいの程度でいいです。実況中継を始めると、現在に同期した頭と体の胴体（どうたい）が連動し始めます。ここに、ゆとりが生まれる様（さま）があります。

Далі я хочу, щоб ви з'єднали тулуб і голову та синхронізували їх. Намагайтеся стежити за диханням. Вам не потрібно думати про те, скільки секунд на видиху і скільки на вдих. Я зараз видихаю повітря. Зараз дихаю повітрям Цей рівень хороший. Коли ви свідомо починаєте дихати живим, ваша голова і тулуб почнуть працювати синхронно з сьогоденням. Є такий стан, що тут народжується простір серця.

とまぁ、こう言う状態となると、気が楽になります。もし、あなたが、上昇気流（アセンション）をあつかえるようになった後、手のつけられない混迷状態になったら、この文章を読んでほしいです。きっと思考と身体がリセットされることでしょう。

Коли ви потрапите в цю ситуацію, ви відчуєте себе краще. Якщо ви опинилися в стані неконтрольованого збентеження після освоєння Вознесіння, будь ласка, прочитайте цю статтю. Ваш розум і тіло обов'язково будуть перезавантажені.

この文章を書いた後、起きたことを原文のまま記述
Що сталося після того, як я написав цю статтю

何もかも手放していき、想像力すらも手放した結果、体の準備が整ったのか、一斉（いっせい）に体の感覚すらも手放した状態となった。

Результат відмови від усього, навіть від уяви. Здається, що підготовка тіла завершена, і навіть відчуття тіла відразу стало станом відпускання.

それは、秘密の秘法って言われていて皆が通る道なのです。

Це називається секретною формулою, і це спосіб, яким користуються всі.

自分の意思とは関係なく起こりました。そして、息もしているかどうかわからない、体の感覚すらもなくなっていて、ただ、そこに、ある。ただ、ここに、ある。と言った感覚のみとなるのでした。

Це сталося проти моєї волі. І я навіть не знаю, дихаю чи ні, я навіть не відчуваю свого тіла, воно просто є. Але ось воно. Це було лише відчуття від того, що я сказав.

思考すら存在しない感覚です。

Відчуття неіснування думок.

そして、頭がピクッ、ピクッっとなったかと思うと、体の感覚が戻ってきて、浅い呼吸を感じ、思考が戻ってきました。

Потім, коли я думав, що моя голова смикається й смикається, мої відчуття повернулися до мого тіла, я відчув поверхневе дихання, і мої думки повернулися.

これは、いったい？…と分析を始める自分がいて、結局のところ、これまでの体験記憶から、この体験に似ている言葉を探すんだけれども、いろんな言葉が思いつき、当てはめていっても、当てはめた途端（とたん）、その言葉が嘘（うそ）に感じる感覚となり、言葉で説明することの矛盾（むじゅん）に気が付き、名前を付けると嘘（うそ）になると思うように至（いた）りました。

Що це?…. Є я, який починає аналіз, і врешті-решт, зі спогадів про досвід, я шукаю слова, схожі на цей досвід, але навіть якщо я придумаю різні слова і застосую їх, слова відразу стають брехнею коли я їх застосовую Це стало відчуттям. Я усвідомив протиріччя пояснювати це словами, і прийшов до думки, що називати це було б брехнею.

無意識に瞑想（めいそう）に没入した感じ…やっぱ言葉にすると嘘（うそ）になる。笑。

Я відчував, що підсвідомо занурений у медитацію. Виразити це словами було б брехнею.

一応、念のために、初心忘れるべからずと言う意味も込めて、僕が、その時、何を思ったのかだけ列挙しておきます。

На даний момент, щоб бути впевненим, я перелічу лише те, що я тоді думав, щоб не забути свій початковий намір.

平安を味わう感じかな…、人様の言う無がこれか？、三昧（サマディ）がこれか？、しかし、無も三昧（ざんまい）も僕には偽（いつわ）りの言葉に見えて仕方ない。無と書くと、ただ、ここに、ある。と言う感覚があるため無ではないと結論づけれるし、三昧と書くと、心を一つのものに集中させて安定した精神状態になるさまと言う意味らしいのだが、僕自身、心を一つのものに集中させている感覚は、まったくない。自分の意思とは関係なく勝手にその状態が行われていくさまであるから、おそらく三昧（ざんまい）でもない。

Відчувається смак спокою... Це те "нічого", що говорять люди? Це самадхі? Однак я не можу не сприймати «ніщо» та самадхі як фальшиві слова. Якщо написати «нічого», то можна зробити висновок, що це не «ніщо», тому що виникає відчуття, що «це просто там, це тільки тут». Здається, що слово самадхі означає зосередити свій розум на чомусь одному та досягти стабільного стану розуму, але я сам не відчуваю, що мій розум взагалі зосереджений на чомусь одному. Такий стан речей виникає довільно, незалежно від волі людини, тому, ймовірно, це не самадхі.

じゃぁ、これは、なに？と分析を進めた結果論として、この状態に名前などあるはずがないと、エクスタシーの究極点と表現してもいいが、なにか伝えている言葉の印象が変わってしまっていることに気付く。初めてこの文章を読む人に語弊（ごへい）を与えかねない。その部分だけを見ると偽（いつわ）りにも見える。また、至福（しふく）か？と分析すると、この上ない幸福（心が満ち足りていること）と言う意味らしいが…いや、そう言うことじゃないんだよなぁ…結果的にそう言う状態になるのかもしれないけれど、体感的、感覚的にはそんな印象ではなくて…。

　Що це? У результаті аналізу цей стан не може бути названий, його можна виразити як кінцеву точку екстазу, але я помічаю, що враження від переданих слів змінилося. Це може ввести в оману тих, хто читає це речення вперше. Якщо ви подивитеся лише на цю частину, це виглядає підробкою. Знову блаженство? Якщо проаналізувати це, здається, що це означає найвище щастя (задоволене серце). Ні, я цього не кажу... Я можу опинитися в такому стані, але я не маю такого враження ні фізично, ні емоційно.

　言葉にするとやはり偽（いつわ）りとなる。嘘（うそ）になる。言葉で表現できない境地とも言えるが、結局それはなんですか？となると説明つかない。

　Виразити це словами було б брехнею. Можна сказати, що це стан, який не передати словами, але що це зрештою? Я не можу це пояснити.

そう言う感覚を味わいました。
У мене було таке відчуття.

そういった経験を経て思うことがあります。
У мене є деякі думки після цього досвіду.

「そうか、思考すること、そのものが夢だったんだ。」
でした。
«Саме мислення було те саме, що сон».

もし、この文章を読んで上昇気流（アセンション）に興味を持ち、体験してみたいと思われた方がいらっしゃいましたら、愛と友情のエネルギーの使い方を体験してみてください。
Якщо після прочитання цього тексту вас зацікавив висхідний потік (вознесіння) і ви хочете його відчути, спробуйте, будь ласка, як використовувати енергію любові та дружби.

これが、あなたの為（ため）となるか、どうかは、あなた自身の思考にかかっています。是非、お楽しみいただければと思います。
Чи спрацює це у вас, залежить від вашого мислення. Сподіваємось, вам сподобається.

救済策 ЗАХОДИ ДОПОМОГИ

アセンションと呼ばれる上昇気流を堪能(たんのう)し始めると、ヘソ下あたりの上昇気流(アセンション)から、ハートあたりの上昇気流(アセンション)、ノドあたりの上昇気流(アセンション)、頭蓋(ずがい)の中へと入っていく上昇気流(アセンション)を経験していくようになります。そうなってくると、それまでの快楽や幸福感を得る楽しみとは正反対の苦楽を味わうようになっていきます。

Коли ви починаєте насолоджуватися висхідним повітряним потоком, який називається сходженням, він розвивається від висхідного повітряного потоку навколо пупка (сходження) до висхідного повітряного потоку (сходження) навколо серця (сходження), сублімуючи в висхідний повітряний потік (сходження) у горла та черепа Ви відчуєте висхідний потік (Підйом), що рухається всередину. Коли це станеться, ви почнете відчувати радість і горе, яке є повною протилежністю радощам і щастю, які у вас були раніше.

上昇気流(アセンション)すればするほど、苦しみ、寒気、悪寒(おかん)を味わうようになり、ヒーリングを辞めてしまう程の、精神的に追い詰められた状態、そうですね、医学的には統合失調症(とうごう

しっちょうしょう）やうつ病と診断される類（たぐ）いの症状が現れ始めます。

Чим більше ви піднімаєтеся, тим більше ви страждаєте і відчуваєте озноб і стан психічної загнаності в кут до такої міри, що ви припиняєте зцілення за власним бажанням. Щож, у вас з'являються такі симптоми, як шизофренія чи депресія.

ですから、注意が必要です。
Ви повинні бути обережні.

僕の場合、たまたま読書が好きで、読んだ本に助けられることになりました。その結果を自分の言葉で、ご紹介したいと思います。
У моєму випадку я люблю читати, і книги, які я читав, мені допомогли. Я хотів би представити результати своїми словами.

過去や未来について思い悩む状態をマインドワンダリングと呼ぶ。
Стан занепокоєння про минуле чи майбутнє називається блуканням розуму.

　上昇気流（アセンション）が頭蓋（ずがい）の中まで入っていく上昇気流（アセンション）を体験して行った結果、寒気や悪寒、恐怖感や不安感に襲われて、精神的に追い詰められた状態に陥（おち）って行きました。その結果、目に見えないものを追い求め過ぎている自覚が芽生え、目に見えるものを追い求めるように意識を変えて普段の生活を過ごすようになりました。

　В результаті переживання висхідних потоків повітря (вознесіння), що входять в череп, мене охопив озноб, страх і тривога, і я впав у психічно загнаний стан.рисове поле. В результаті я зрозумів, що забагато гнався за невидимим, змінив свою свідомість на те, щоб гнатися за видимим, і почав жити звичайним життям.

　そんな中、気が付いたことを記述します。
　А поки напишу те, що помітив.

今の今まで、過去の記憶が断片的にイメージで現れると、そのことについて永遠と思い出して、あの時こうだったとか、思いを巡らしていました。そういった繰り返し、ループって、実は、目に見えないものを追い求めている姿だったんだ。と気がつくようになり、あっ、目に見えるものを追いかける姿に戻ります。って宣言して戻ってみると、今の今まで、これに苦しめられていたんだって発見があり、過去の記憶って、記憶データであって、そのデータをイメージで膨らませた空想、言い換えるならば妄想なんだって気付きを得たわけです。

　Досі, коли мої спогади про минуле з'являлися фрагментарно у вигляді образів, я назавжди запам'товував їх і розмірковував, як це було в той час. Я зрозумів, що таке повторення, петля, насправді є формою переслідування чогось невидимого. Коли він заявляє: «Я повернуся до пошуку видимого світу». Я виявив, що мучився цим досі. Я зрозумів, що спогади про минуле - це завчені дані, а фантазії, наповнені образами, іншими словами, марення.

それが、わかると、例えば、宝くじなんかの一等が当選したら、何しようとかいう想像、言い換えるならば妄想も、目に見えないものを追い求め過ぎている姿なんだな。と気付きがあり、そっか、これも、こうあったらいいなっていう未来予想図でしかなくて、結局のところは、過去の記憶の空想や妄想と一緒で、目に見えないものを追い求め過ぎている姿なんだな。って気付きがありました。

Як тільки я це зрозумів, я зрозумів, що фантазії про те, що я буду робити, якщо виграю перший приз у лотерею, або, іншими словами, марення, — це надто велика гонитва за невидимим світом. Я зрозумів, що це було не що інше, як бачення майбутнього, яке було б приємно мати, і, зрештою, це була постать, яка надто сильно гналася за невидимим світом разом із фантазіями та мареннями минулих спогадів.

正直に言うと、これもかよって気持ちにはなりましたが、目に見えるものを追い求めるように意識を変えて過ごすだけで、かなり意識改革ができるもんなんだな。と思うようになっています。

Чесно кажучи, від цього мені стало легше. Однак я прийшов до думки, що просто змінивши свою свідомість, щоб шукати видимий світ, я можу значно змінити свою свідомість.

とにかく、今は、目に見えないもの（過去や未来）を追い求め始めたら、目に見えるものを追い求める姿に戻りますと言って。リセットする癖（くせ）をつけていけたらいいな。と思っています。

У будь-якому разі, коли я починаю шукати невидимий світ (минуле та майбутнє), я думаю, що було б непогано, якби я міг отримати звичку перезавантажуватися, кажучи: «Я буду шукати видимий світ».

しかし、目に見えるものを追い求める姿に戻っても解決できないような、寒気、悪寒、恐怖感、不安感に陥（おちい）ってしまった場合のためにも、知っておいてほしいことがあります。

Але на випадок, якщо у вас озноб, страх і тривога, які не вирішить повернення до пошуків видимого світу, є дещо, що вам потрібно знати.

それが、これ。
Це воно.

薬指の秘密。リラックス法。体を脱力させる方法です。
Таємниця безіменного пальця. метод релаксації. Це спосіб розслабити своє тіло.

　手にある五本の指には、おのおの使い方や意味が存在しています。そのことを引用しながらご紹介していきます。
Кожен із п'яти пальців на руці має своє використання та значення. Я збираюся процитувати його та представити.

柳生心眼流（やぎゅうしんがんりゅう）
■手の指の話、手には筋繊維として三つの流れがある。
一つ目は、親指の流れ、
二つ目は、人差し指と中指の流れ、
三つ目は、薬指と小指の流れ。
〜それそれの指の意味〜
・親指：強い力、親指は最後に頼りなさい。
（力を伝えたい時だけ使うイメージ）
・人差し指：伸ばす力
・中指：回転の指、中指を中心にして回すと手は回りやすくなる。
・薬指：交感神経、副交感神経が通っているのは薬指だけ。敏感（びんかん）。一番感覚が鋭（するど）い。
・小指：子供は家を纏（まと）める：鎹（かすがい）：小指で握ったらまとまる。

Yagyu Shinganryu

▪ Якщо говорити про пальці кисті, то в кисті є три потоки м'язових волокон.
Перший - потік «великого пальця»,
Другий - потік «вказівного пальця» і «середнього пальця»,
Третій – потік «безіменний палець» і «мізинець».
～Значення кожного пальця～

· Великий палець: сильна сила, покладайтеся на великий палець в останню чергу. (Використовуйте лише тоді, коли ви хочете передати силу)

· Вказівний палець: сила розгинання

· Середній палець: поворот руки навколо середнього пальця полегшує поворот.

· Безіменний палець: тільки безіменний палець має симпатичні та парасимпатичні нерви. чутливий. Найбільш чутливий.

· Мізинець: діти тримають сім'ю разом: якщо тримати його мізинцем, ваша сила об'єднається.

引用元：武術格闘家 菊野克紀 の 誰ツヨDOJOy
https://www.youtube.com/watch?v=8H6LtISZ8Bw

僕は、格闘家ではないため、人を殴ることは無いですが、指の意味や、指の使い方に興味があって、どんなことにでも転用できそうな気がしたので、自分なりに研究を始めています。その中で、少し、わかってきたことをご紹介しておきます。

Я не майстер бойових мистецтв, тому не б'ю людей, але мене цікавило значення пальців і як ними користуватися. Я відчував, що можу застосувати це до будь-чого, тож почав досліджувати сам. Я розкажу про те, про що дізнався в ньому.

格闘技などの殴ることを前提とした場合、小指と薬指を握り込む形になるのかなと思います。

Якщо ви припускаєте, що ви будете бити, наприклад, у бойових мистецтвах, я думаю, що це буде у формі стискання мізинця та безіменного пальця.

殴ることに重きを置いた形
форма удару

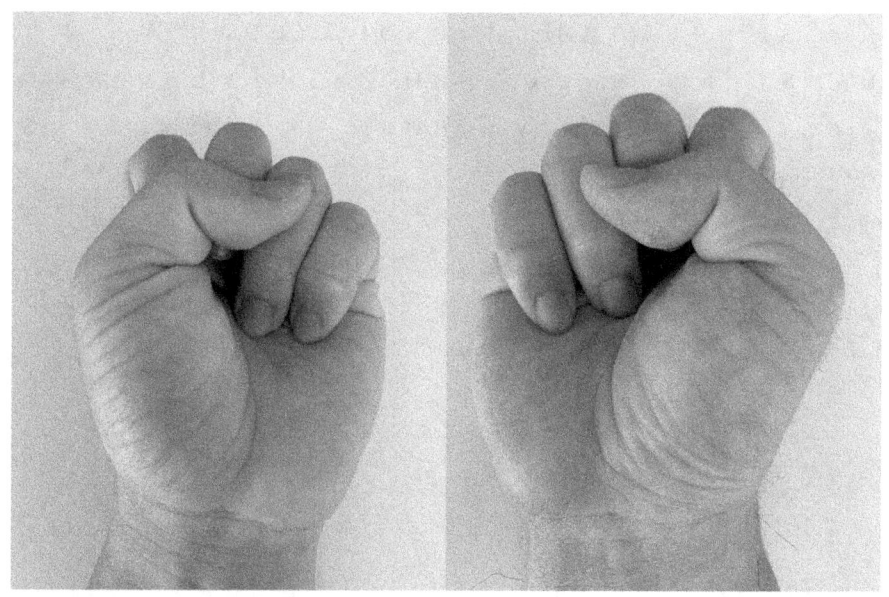

しかし、これでは、小指、薬指にどうしても力（ちから）が入ってしまうため、ウォーキングで試してみると、楽にはなるのですが、ちょっと肩の力（りき）みが発生してしまう気がして、改良を重ねていった結果、握り込まない握り方を編み出しました。ウォーキング専用です。

　Однак це неминуче призведе до сильного навантаження на мізинець і безіменний палець. Коли я спробував це для ходьби, стало легше, але я відчув, що це спричинить невелике навантаження на мої плечі, тому я робив повторні вдосконалення. Я придумав спосіб тримати, не тримаючи. Тільки для прогулянок.

握り込まないグー
Форма хапання без хапання

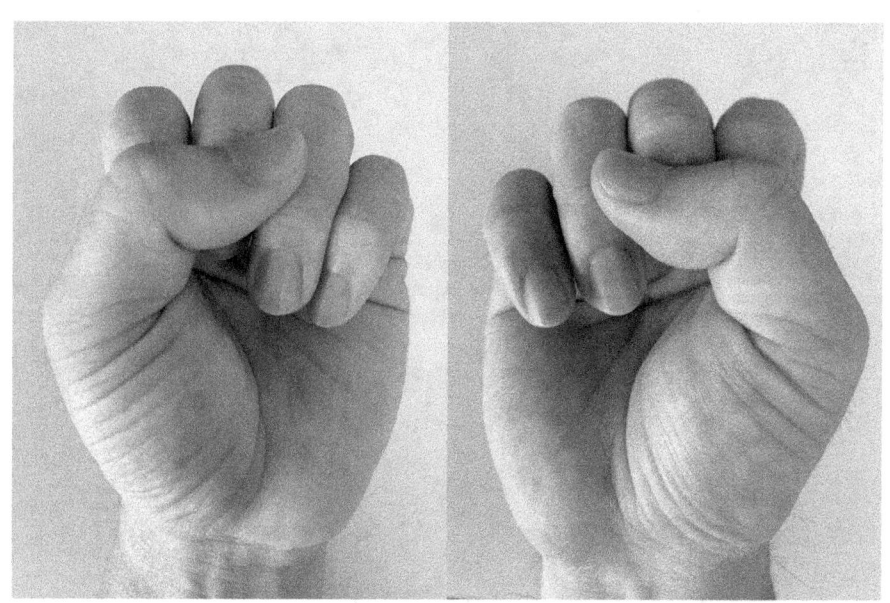

重要になるのが、親指を薬指に軽く触れるような感覚で、軽く添えるようなイメージで、握（にぎ）り込まないように、力（りき）まないようにすることが重要です。

　Важливо не змушувати себе, уявляючи, що великий палець злегка торкається безіменного пальця і злегка прилягає до пальця.

それでは、次に、普通の人が普通に役立つ薬指の使い方をご紹介します。それは、薬指の爪に親指の腹を軽く触れるように置きます。力（ちから）は入れずにそのままの状態で過ごします。すると、肩の力は抜けていき、足の指先までぐぃーっと伸びていく感覚を味わい、今まで感じたことないような良好な感覚を味わいます。

　Далі я розповім, як користуватися безіменним пальцем, яким звичайні люди можуть користуватися щодня. Прикладіть долоню великого пальця до нігтя безіменного пальця. Залиште все як є без жодних зусиль. Тоді напруга в плечах зникне, і ви відчуєте відчуття розтягування аж до пальців ніг.

　その効果は覿面（てきめん）です。
　Ефект чудовий.

発見当初の形

Первісно виявлена форма

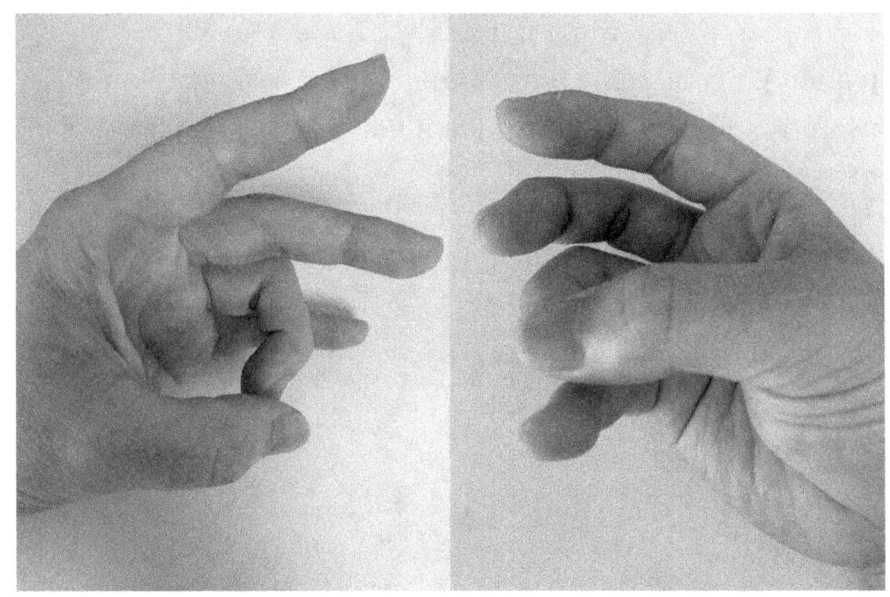

なれてくるとこうなりました。が、しかし、足の指先までぐぃーっと伸びるような感覚は減少して行きます。

　Ось що сталося, коли я до цього звик. Однак відчуття розтягування аж до кінчика пальця стопи зменшується.

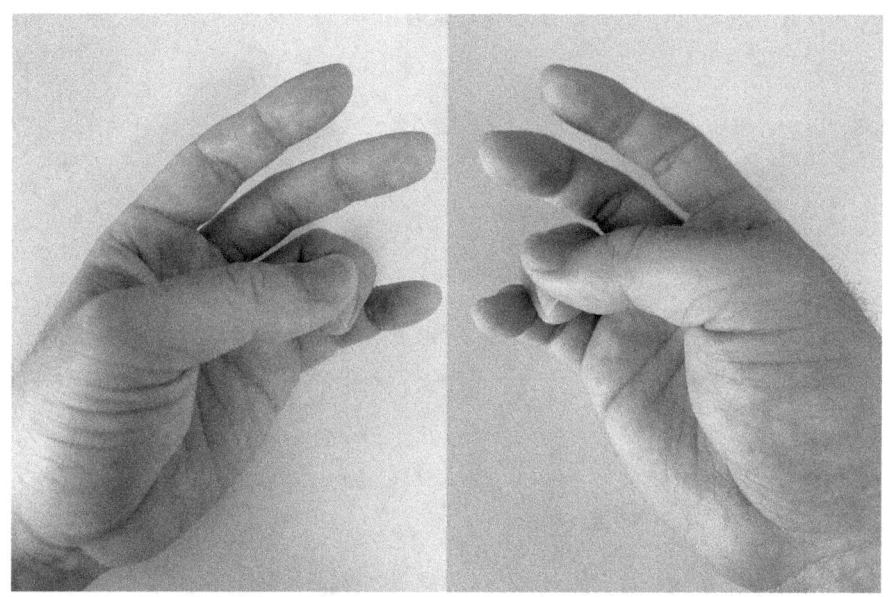

爪に当てずに指の腹同士にすると、反対のことが起こるような気がします。手がジンジンして、手が震えてくる感じ、興奮状態になっている気がします。注意が必要です。

Мені здається, що відбувається навпаки, якщо я складаю долоні пальців разом, а не прикладаю їх до нігтів. Я відчуваю, як мої руки поколюють, мої руки тремтять, і я відчуваю, що я в стані збудження. Ви повинні бути обережні.

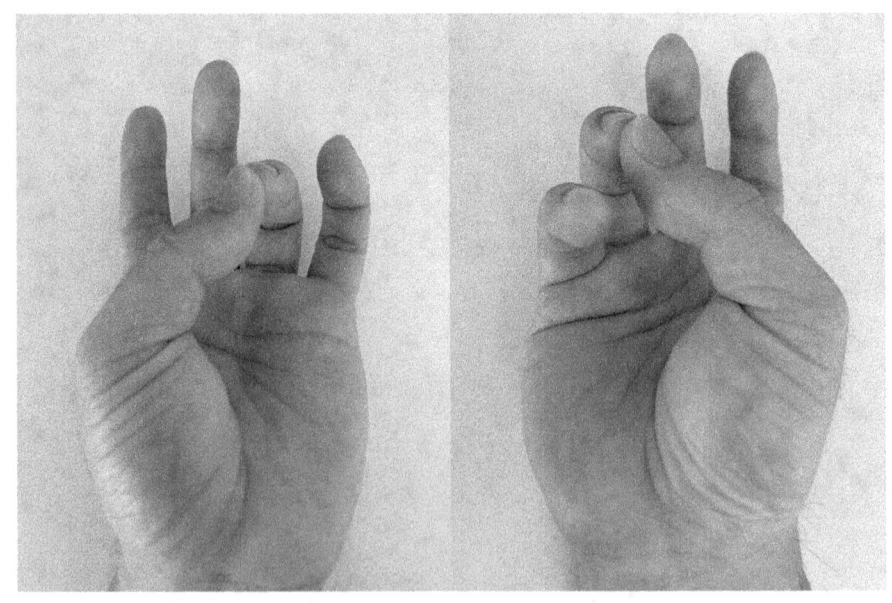

薬指の爪と皮膚に親指を触れるように添えると自然とピースになります。肩と首あたりまで守られているような感覚になりました。

Якщо покласти великий палець на ніготь і шкіру безіменного пальця, це природно стане знаком миру. Я відчував, що мої плечі та шия захищені.

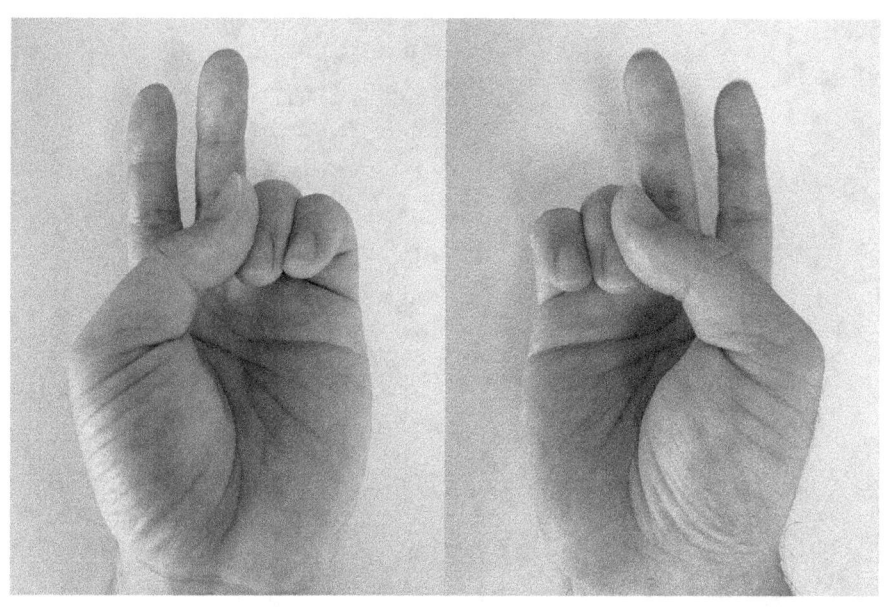

薬指の第一関節に親指の腹の先を軽く当て、親指が薬指の関節を触っている感覚がある状態を作ります。そして、親指の腹を薬指の爪に触れるように軽く置きます。本当に些細な違いですが、感覚的に大きな違いが生まれます。

Злегка доторкніться кінчиком великого пальця до першого суглоба безіменного пальця, щоб відчути, як великий палець торкається суглоба безіменного пальця. Потім злегка покладіть долоню великого пальця так, щоб вона торкнулася нігтя безіменного пальця. Це справді невелика різниця, але вона має велике значення.

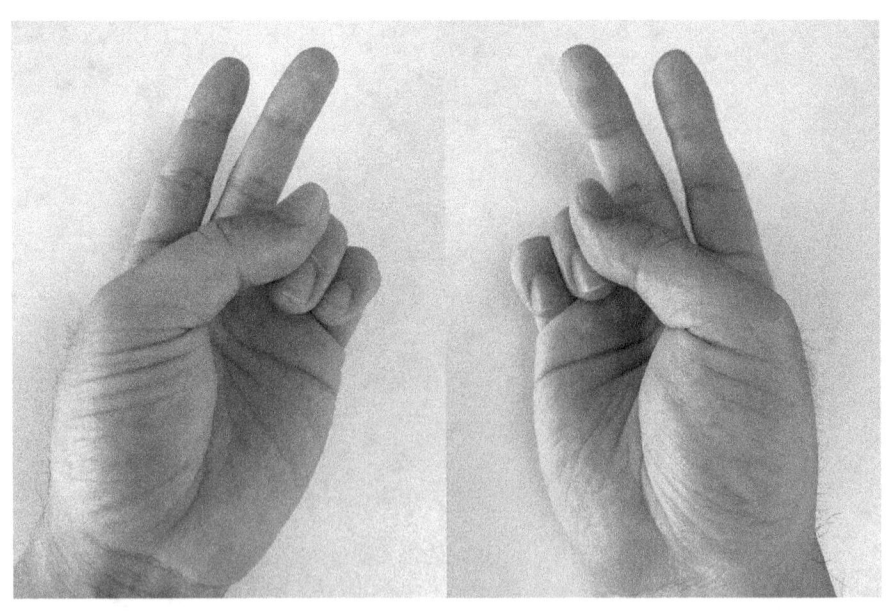

これ、スゴイって感動しています。
Я так вражений цим.

薬指の甲側（こうがわ）に親指の腹（はら）で触れると、全身の力が抜けていき、心まで安定していくような気がしました。副交感神経が優位の状態になっているのではないかと仮説を立てています。また、恐らくですが、薬指の手のひら側に親指の腹（はら）を置くと交感神経が優位の状態に働くのではないかと仮説を立てています。

Коли я торкнувся тильної сторони свого безіменного пальця долонею мого «великого пальця», я відчув, що сила в усьому моєму тілі звільнилася, а мій розум стабілізувався. Я припускаю, що парасимпатична нервова система перебуває в домінантному стані. Крім того, я припускаю, що симпатична нервова система може працювати в домінантному стані, коли долоню великого пальця кладуть на долонну сторону безіменного пальця.

結果がすぐに欲しい場合、この形が有効だと思います。
Якщо ви хочете негайних результатів, я вважаю, що ця форма ефективна.

あと、もう一つ、ご紹介しておきます。

Я хотів би представити ще одну річ.

それは、薬指だけ、ほんの少し曲げる方法です。これだけです。これだけですが、意外に効果がある。効果覿面（こうかてきめん）とまではいかなくとも、ゆる～く結果が出るタイプです。普段の何気無い仕草の中に取り入れるといいんだろうな。と思っています。

Це спосіб лише трохи зігнути безіменний палець. Тільки в цьому. Одне це напрочуд ефективно. Це тип, який дає результати повільно, навіть якщо він неефективний. Було б непогано включити його в звичайні невимушені жести.

ナチュラルにリラックスします。
Розслабтеся природним шляхом.

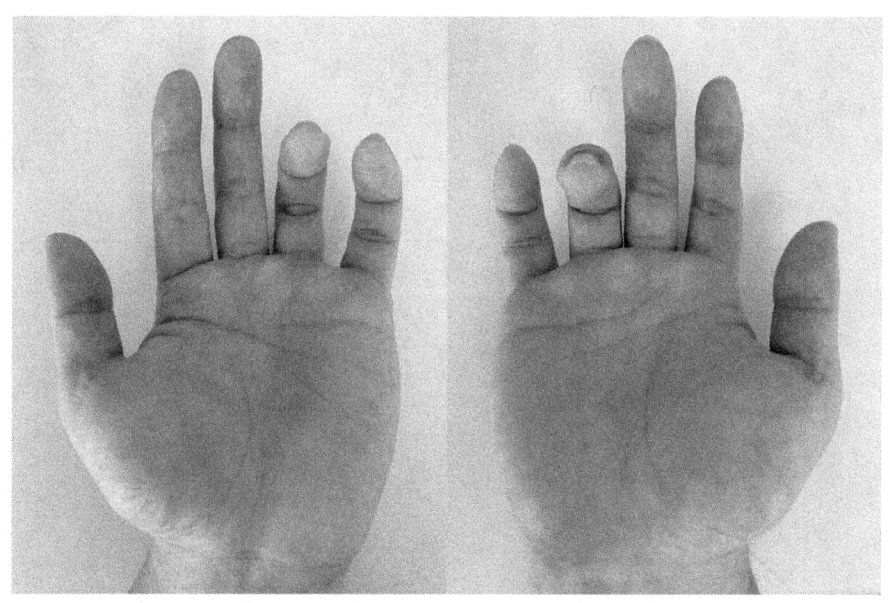

これが、薬指の秘密。リラックス法。体を脱力させる方法です。本当に困った時に思い出してみてください。

　Це таємниця безіменного пальця. метод релаксації. Це спосіб розслабити своє тіло. Будь ласка, спробуйте згадати, коли ви справді в біді.

そんな中でも、教えの享受（きょうじゅ）は行われていきました。籠目（かごめ）の話や、閻魔（えんま）の話、膨大な情報量の啓示（けいじ）を受け、あまりの恐怖にメモを読む気さえ起こらない苦しみ、不安、恐怖を体験して、今でもそのメモを読もうとは思えません。

Незважаючи на це, насолода вченнями продовжувалася. Розповідь «Kagome» та історія «Enma» мені дали розкриття величезної кількості інформації. Мені так страшно, що мені навіть не хочеться читати ноти. Біль, тривога та страх, які я пережив, досі змушують мене не бажати читати ці нотатки.

閻魔（えんま）の意味
Значення "Enma"

見目麗（みめうるわ）しい、王冠（おうかん）、王妃（おうひ）、生命の実を授けられた者がたどる軌跡（きせき）。えんま、漢字にすると妙（みょう）に恐ろしくなりますが、本当の意味は、閻魔（みめうるわしい、度を越して一つのことに熱心な人）と言う意味となります。

Прекрасна траєкторія, за якою слідують корони, королеви та ті, хто отримав плід життя. Enma дивно лякає, коли її записують, але справжнє значення – Enma (красива людина, яка надмірно захоплена чимось).

そう言った意味も加味してお読み頂ければ幸いです。
Я був би вдячний, якщо б ви прочитали це з урахуванням того, що я сказав.

籠目（かごめ）の意味

Значення Kagome

籠目（かごめ）、文字にすると籠（かご）の目となります。平たく言うと六芒星（ろくぼうせい）です。三角形と逆三角形が交差した絵図柄（えずがら）を意味します。簡略的に伝えると光の図です。

«Kagome» — шестикутна зірка, яка при написанні стає очима кошика. Воно означає малюнок, в якому перетинаються трикутник і перевернутий трикутник. Простіше кажучи, це діаграма світла.

籠目（かごめ）と呼ばれる六芒星をクローズアップ。

Збільшене зображення шестикутної зірки під назвою kagome.

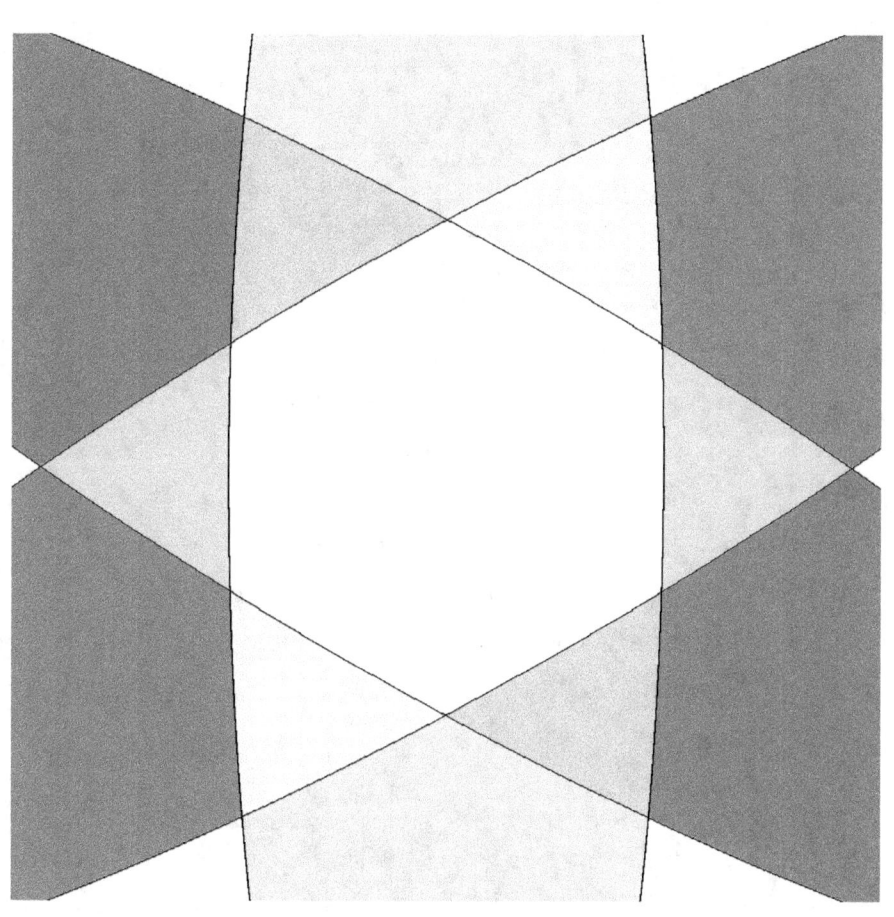

しかし、希望もあって、そんな酷（こく）な中でも、目には見えない感覚で感じる、世界も実在していて、やり方を間違えると、寒気や悪寒、さらには恐怖や不安を覚えるような苦しみを味わいます。

Проте єй надія, і навіть у такому жорстокому світі є реальний світ, який можна відчути невидимим чуттям. Якщо ви зробите це неправильно, ви відчуєте біль ознобу, страх і тривогу.

しかし、やり方さえ間違わなければ至福（しふく）と言いますか、極楽と言いますか、頭と心が共存する感覚とでも言いましょうか、心（ハート）と頭（マァーラ）が共存している感覚、体は脱力していて尚且（なおか）つ幸福感、至福感を味わい。天上の喜びを味わっているような様（さま）となりました。

Якщо ви не помилилися в тому, як піднятися, ви можете назвати це блаженством, раєм, відчуттям співіснування мислення та розуму. Відчуття, що серце і мислення співіснують. Тіло розкуте, але ви можете відчути щастя і блаженство. Я відчував, що насолоджуюсь райською радістю.

その感覚を味わった時、これだ、これだ、これを味わっていたんだ。これを味わうためにアセンションを日々続けて来てたんだ。と弱気になっていた精神状態から回復して行く様（さま）を体感しています。

Коли ти так відчуваєш. Я смакував це, це, це. Щоб спробувати це, я щодня продовжував висхідну течію (сходження). Я відчуваю, що виходжу зі слабкого психічного стану.

しかし、ここで、重要になってくることがあります。理由はとかくわかりませんが、上昇気流（アセンション）を続けて行った結果、上昇気流（アセンション）依存症とも言えそうな状態へと移行していきます。

Але тут є дещо важливе. Я не знаю причини, але в результаті продовження висхідного струму я перейду в стан, який можна сказати як залежність від висхідного струму (сходження).

そうなってくると、自分の意思とは関係なく、上昇気流（アセンション）が立て続けに起こっていき、昼夜を問わず起こり狂うようになっていきます。こうなってくると、自分では手に負えないと判断してしまい病院を頼るようになっていきました。

Коли це станеться, незалежно від вашої волі, висхідна течія (вознесіння) відбудеться у швидкій послідовності, і вона буде божевільною незалежно від дня чи ночі. Коли це сталося, я вирішив, що сам не впораюся, і почав покладатися на лікарню.

しかし、これには注意が必要です。お医者様は上昇気流（アセンション）体験をしたことない人達です。僕がいくら訴えても、頭のおかしいヤツにしか思いません。すぐに薬と療法に専念する話を持ちかけて来ます。僕は思いました。

　Але будьте обережні з цим. Лікарі - це люди, які ніколи не мали досвіду вознесіння. Скільки б я не скаржився лікарям на свої симптоми, вони просто вважають мене божевільним. Ваш лікар попросить вас зосередитися на медикаментозній терапії.

　自分に対して次のことを問いかけます。
　Запитайте себе.

　あなたはアセンションを他人に理解出来るほどの説明力を持っていますか？僕の答えはNOでした。ですので、医者に頼っても答えは導き出されません。辛抱（しんぼう）強く自らの体と対話して対処法を構築して行くしか方法はございません。

　Чи ви достатньо описуєте, щоб зробити Вознесіння зрозумілим для інших? Моя відповідь була НІ. Тому, навіть якщо ви покладаєтеся на лікаря, відповідь не отримаєте. Немає іншого способу, як терпляче взаємодіяти з власним тілом і вибудувати метод подолання.

　しかし、現代であれば、その対処法は書物を通じて知り得ることができます。対策は可能ですし、少し良くなって、あの方法は正しいかどうかを検証していき、して良い方法と、してはならない方法の分別をつけて行くと、次第に答えが見えて来たりします。

Однак у сучасні часи ви можете навчитися боротися з цим через книги. Можливі контрзаходи. Коли я трохи покращаюся, я перевіряю, чи правильний цей метод чи ні, і коли я роблю різницю між тим, що слід робити, а що не слід робити, відповідь поступово з'являється в полі зору.

僕の場合、運良く本に恵まれ、運良く自分の生活パターン、思考パターン、行動パターンを検証することが出来ました。そういったことができるようになってくると、それまでの苦しみや寒気や悪寒や恐怖や不安などを少しづつ軽減できるようになり、冷静さを取り戻すに至（いた）りました。

У моєму випадку, на щастя, я був благословенний книгами, і, на щастя, я зміг перевірити свою модель життя, модель мислення та модель поведінки. Коли я зміг це зробити, я зміг поступово зменшити біль, озноб, страх і тривогу, які я відчував до того часу, і відновив самовладання.

そして、わかってきたことがございます。どうやら、片方だけを上昇させると、閻魔［えんま］（王冠、豆）の判断によって、苦しみがもたらされ、寒気や悪寒、恐怖や不安が、表面化して苦しみを味わうようになっているようです。

І я дечого навчився. Мабуть, якщо піднята тільки одна сторона, то судом «Enma» (корона, боб) виникнуть страждання, а озноб, страх і тривога випливуть на поверхню, і ви відчуєте страждання.

片方だけではなく、両方を上昇させれば、なぜだかわからないですが、極上の至福、極楽を味わえるようになっているようです。

Я не знаю чому, але якщо я піднімаю обидві сторони, а не одну, здається, що я можу насолоджуватися повним блаженством і раєм.

が、しかし、これからも検証は必要だと自認しながら評価すると、極楽と地獄は表裏一体となっていて、その者の持つ思考パターン、行動パターン、生活パターンによって、どちらにも転び得るようになっていると言うことだけ見えてきました。

Однак, коли я оцінюю це, визнаючи, що відтепер мені все ще потрібна перевірка, рай і пекло — це дві сторони однієї медалі, і залежно від моделі мислення, моделі поведінки та моделі життя людини вони можуть потрапити в будь-яку. міг тільки бачити, що це було.

僕が今、得ている、思考パターンを説明します。**目に見えないものを追いかけるようになったら、そのことにいち早く気づいて、目に見えるものを追いかける姿に戻ります。**と自らに宣言することです。

　Я поясню схему мислення, яку я зараз отримую. Якщо ви починаєте ганятися за чимось невидимим, ви повинні першим помітити це і заявити собі: «Я повернуся до гонитви за чимось видимим».

　これにより、過去の記憶に紐付（ひもづ）いた空想や妄想から脱却（だっきゃく）できます。また、反対のありもしない未来の空想や妄想からも脱却できます。

　Це дозволяє втекти від фантазій і марень, пов'язаних з минулими спогадами. Це також дозволяє відірватися від фантазій і марень протилежного неіснуючого майбутнього.

これは今は仮説ですが、いたずらに至福を望み、妙な空想や妄想をすることなく、ありのままの至福を味わい、腹八分目の極楽を享受できるようになるのではないかと考えているわけです。おそらく、その一線を越えると、苦しみや、寒気や悪寒、恐怖や不安を味わうようにできているのかもしれません。

Наразі це лише гіпотеза, але я вірю, що ми зможемо насолоджуватися 100% раєм, бажаючи блаженства без потреби, не маючи дивної уяви чи ілюзій, і насолоджуючись блаженством як воно є. Можливо, ми створені для того, щоб відчувати страждання, озноб і озноб, страх і тривогу, переступаючи цю межу.

とりあえず、そう言うことが、少しわかってきたので、ご報告と説明をさせていただきます。

Наразі я трохи зрозумів це, тому доповім і поясню.

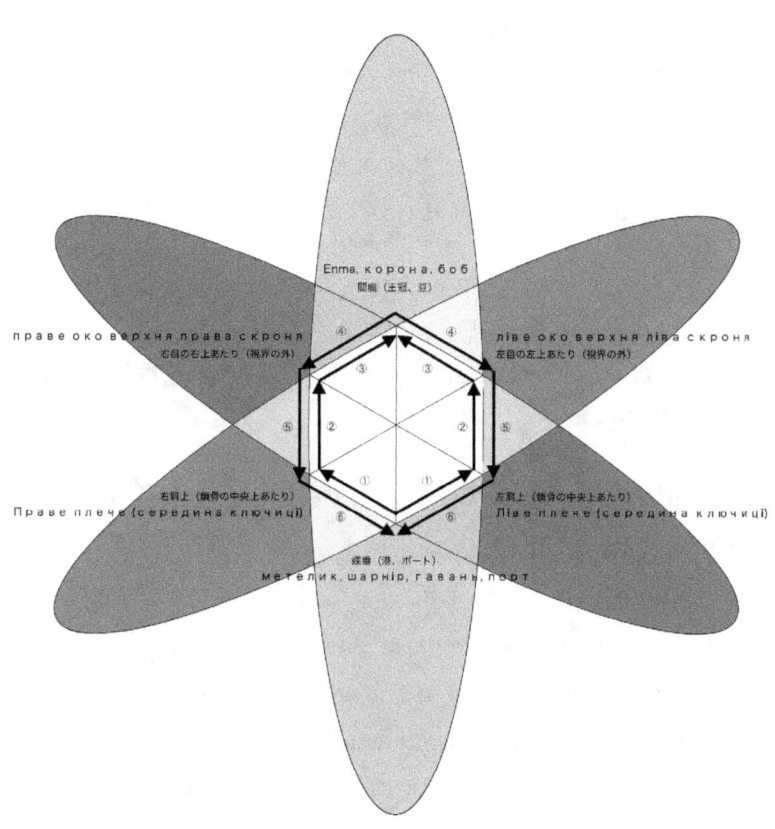

蝶番［ちょうつがい］部分（港やポートと書かれている部分）が出発点です。そして、左右の航路（こうろ）を同時にたどって行き、閻魔［えんま］部分（王冠、豆）と呼ばれる目的地に進んで行きます（数字表記で言う1、2、3を順に左右同時にたどっていきます）。

Частина «шарніра» (частина, написана як гавань або порт) є відправною точкою. Потім вони йдуть ліворуч і праворуч маршрутами одночасно і прямують до місця призначення під назвою «Enma» частина (корона, квасоля). (1, 2 і 3 у цифровому позначенні йдуть по порядку одночасно ліворуч і праворуч)

これにより、ハートのエネルギーが頭のエネルギーへと意図的に上昇して行きます。そして、てっぺんまで行くと閻魔の判断を待ちます。閻魔の判断が出たら、左右の航路を同時にたどっていき、蝶番部分（港、ポート）へと戻って行きます（数字表記で言う4、5、6を順に左右同時にたどっていきます）。

Це навмисно переміщує енергію серця вгору в енергію голови. А коли досягнеш вершини, чекаєш суду «Енми». Коли «Enma» прийме рішення, слідуйте одночасно лівими і правим маршрутами і повертайтеся до «шарнірної» частини (порту). (Ми простежуємо 4, 5 і 6 у цифровому позначенні в порядку одночасно ліворуч і праворуч)

これにより、頭のエネルギーがハートのエネルギーへと意図的に下降して行きます。そして、極上の至福や極楽を味わうようになるのです。この方法を過（あやま）つと、苦しみ（寒気、悪寒、恐怖、不安）に変わるので注意が必要です。

　Це змушує енергію голови навмисно спускатися в енергію серця. Тоді ви відчуєте вищу насолоду і блаженство. Якщо не дотримуватися цього способу, це обернеться стражданнями (озноб, озноб, страх, тривога), тому будьте обережні.

　あっ、そうそう、蝶番（ちょうつがい）の部分（港、ポート）。その位置がどこにあるのか、これは、私の主観でお話をします。このままの書き方ではハートの中心のように取られてしまいかねません。心房（しんぼう）や心臓（しんぞう）と、とらえられがちかと思います。

　Ах, так, шарнірна частина (порт, порт). Я буду говорити про те, де ця позиція базується на моїй суб'єктивності. Якщо ви напишете це як є, це можна вважати центром грудей або центром серця. З медичної точки зору його можна розглядати як серце.

　が、しかし、私の感覚では、ちょっと上の方なんですね。
　Однак, як на мене, це буде трохи вище положення «серце».

　感覚で感じる感覚が蝶（ちょう）みたいな感覚があるため蝶番（ちょうつがい）と表現して進めさせていただいています。

Оскільки відчуття, яке я відчуваю своїми органами чуття, схоже на метелика, я виражаю його як шарнір.

医学的な臓器（ぞうき）で説明すると、心臓の上あたりにある胸腺（きょうせん）なのではないかと私はとらえています。
З точки зору медичних органів, я вважаю, що це тимус, розташований над серцем.

実際、目では確認できないところに、おもしろみがあります。
У ньому є щось цікаве, чого не можна побачити неозброєним оком.

また、閻魔［えんま］（王冠、豆）の部分。その位置がどこにあるのか、これも、私の主観でお話をします。王冠って表現すると、頭蓋骨（ずがいこつ）の頭頂骨（とうちょうこつ）と頭頂骨をつなぐ矢状縫合（しじょうほうごう）された広範囲な部分を連想されるかもしれないと思ったため、豆とも表現しています。
Частина «Enma» (корона, боб). Я також розповім про те, де ця позиція ґрунтується на моїй суб'єктивності. Я подумав, що корона може викликати в уяві образ широкої круглої частини зі стрілоподібним швом, що з'єднує тім'яні кістки черепа, тому я також назвав це «бобом».

豆は、上昇気流（アセンション）を続けていって、苦しみ抜いた先に現れ出でます。言葉では、まったく説明がつかないため、医学的な表現で説明すると、頭蓋骨（ずがいこつ）にある前頭骨（ぜんとうこつ）と

左右の頭頂骨（とうちょうこつ）との間にある縫合（ほうごう）を冠状縫合（かんじょうほうごう）と呼びます。

Боби з'являються після страждання в результаті безперервних висхідних потоків повітря (підйому). Словами це зовсім неможливо пояснити, тому в медицині шов між лобовою кісткою та лівою та правою тім'яними кістками черепа називається вінцевим швом.

その冠状縫合（かんじょうほうごう）と矢状縫合（しじょうほうごう）が交わるポイントを豆の位置、閻魔［えんま］（王冠、豆）の位置と表現させて進めさせていただきます。

Точка, де перетинаються вінцевий шов і сагітальний шов, буде називатися положенням «боба» і положенням «Enma» (корона, боб).

これも胸腺（きょうせん）と同様で、実際、目では確認できないところに、おもしろみがあります。

Як і тимус, це також цікаво, оскільки його неможливо побачити неозброєним оком.

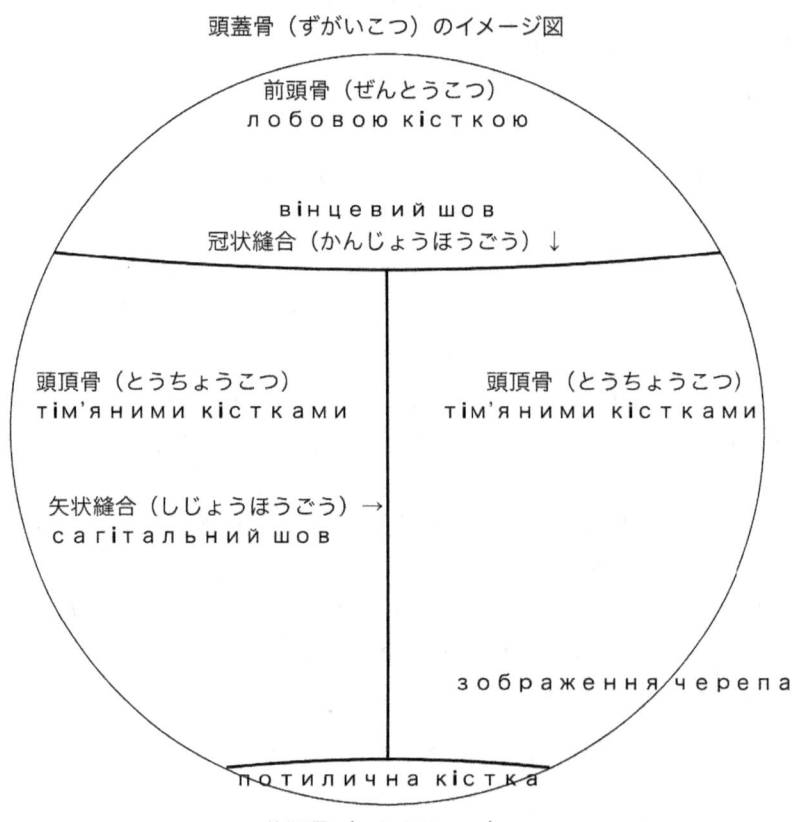

また、閻魔（えんま）と呼ぶ理由は、その王冠、豆の存在の判断を待（ま）つ行為（こうい）が、その昔読んだ西遊記やドラゴンボールなどに出てくる閻魔の絵図柄（えずがら）に酷似（こくじ）していたため、そう呼ばせていただいています。

　Причина, чому це називається «Enma», полягає в тому, що акт очікування суду щодо існування корони та квасолі дуже нагадує картину Енми, яка з'являється в «Подорожі на Захід» і «Кульці дракона», яку я читав давно.

　蝶番［ちょうつがい］（胸腺（きょうせん））から順をなして生命エネルギーが列を成して並んで昇（のぼ）っていく姿に、その物語たちが連想されて、よく似ていると思いました。

　З шарніра (тимусу) фігура життєвої енергії, що шикувалася в ряді піднімалася вгору, нагадала мені ті історії, і я подумав, що це дуже схоже.

　また、この呼び名は個人的主観であって、別の呼び名であってもいいと思っています。頭のてっぺんのことを最後の審判と呼ぼうが、胸の中心のことを港から出る箱舟と呼ぼうが、呼び名は、なんでもいいと思います。

　Крім того, ця назва є особистим суб'єктивом, і я думаю, що це може бути інше ім'я. Незалежно від того, чи називаєте ви маківку голови «Страшним судом», чи центр грудей Ковчегом, що випливає з гавані, я думаю, ви можете назвати це як завгодно.

重要なのは、胸腺（蝶番、港、ポート）のエネルギーを左右両方から昇らせて、頭のてっぺん（閻魔、王冠、豆）の判断を待ち、判断が出てから、そのエネルギーを左右両方へと降ろしていき、故郷（ふるさと）でもある胸腺（蝶番、港、ポート）へとエネルギーを戻します。

　Важливо дозволити енергії тимуса (шарніра, порту) підніматися зліва і справа, дочекатися вироку маківки (Enma, «корона», «боб»), а після вироку надсилайте цю енергію ліворучі праворучі повертайте енергію до тимуса (шарнір, порт), який також є рідним містом.

　このことをポートランドやユートピアと呼んでも差し支（つか）えはないと自負（じふ）しております。また、呼び名について決め込まない方が後の人の世に栄光を与えるのではないかと考えています。

　Я думаю, це безпечно назвати Портлендом або Утопією. Крім того, я думаю, що це дало б славу світу майбутніх поколінь, якби ми не прописували імена.

　こんなことを考えてるから、**目に見えないものを追い求めている姿となり、そのことに気が付いたならば、今こそ目に見えるものを追いかける姿に戻ります。**と、この文章を執筆しながら、宣言させていただきます。

　Оскільки я думаю про це, я став фігурою, яка женеться за невидимим світом. Якщо ви це усвідомлюєте, настав час повернутися до погоні за видимим світом. Під час написання цієї статті я зроблю заяву.

このやり方であれば今のところ、問題なく極上の至福と言いますか、極楽を味わえています。とりあえず、安心している様子です。

За допомогою цього методу я можу сказати, що це справжнє блаженство без жодних проблем. На даний момент я почуваюся в безпеці.

この記事を公開に踏み切った理由は、クリスタルヒーリングなどの上昇気流（アセンション）を助長させるヒーリングを学んで日々実践している人で、尚且（なおか）つ、上昇気流（アセンション）を体験していて、上昇気流（アセンション）依存症的な状況に苦悩している方がいたら、その方の解決策や救済策の一つとなれば、僕みたいに苦しまなくて済むのではないかと考えて公開に踏み切りました。

Пояснення, чому ви опублікували цю статтю. Людина, яка навчилася і практикувала зцілення, таке як зцілення кристалами, яке щодня сприяє вознесенню, пережила вознесіння та страждає від ситуації, що залежить від вознесіння. Якщо є люди, які це роблять, я подумав, що якби це могло бути одне з рішень і ліків для цієї людини, їм не доведеться страждати, як я, тому я вирішив оприлюднити це.

また、上昇気流（アセンション）と表現せずに、ヨーガの世界ではクンダリーニの上昇と呼ばれていたりもします。ですから、クンダリーニ症候群などでお困りの方の解決策や、救済策となれれば本望です。

Крім того, замість того, щоб виражати це як висхідний струм, його іноді називають сходженням Кундаліні у світі йоги. Тому я щиро сподіваюся, що це може бути рішенням або ліками для тих, хто має проблеми з синдромом Кундаліні.

また、これを機に上昇気流（アセンション）に興味が湧（わ）かれた方がいらっしゃいましたら、まず一つ、忠告（ちゅうこく）をさせていただきます。通常、上昇気流（アセンション）を説明されている方は快楽が得られるんだと、主張して勧誘（かんゆう）をしています。または、至福を味わってみないかと誘（さそ）いがかかるかもしれません。

　Крім того, якщо вас цікавить висхідний потік (сходження) з цієї нагоди, я хотів би дати вам одну пораду. Ми запрошуємо людей, яким пояснюють висхідний повітряний потік, стверджуючи, що вони можуть отримати задоволення. Або вас можуть запросити віддатися блаженству.

　が、しかし、注意が必要です。その快楽と引き換えに極上の地獄も用意されています。生死を彷徨（さまよ）う絵図らもようともなりかねないため、正直、上昇気流（アセンション）させる方法を気安く人におすすめする気はございません。

　Але будьте обережні. В обмін на це задоволення також готується найкраще пекло. Чесно кажучи, мені незручно рекомендувати людям метод сходження, тому що це може бути картина життя і смерті.

　経験上、おすすめする気にもなれません。
　Зі свого досвіду я б не рекомендував.

ですから、上昇気流（アセンション）を助長するような、作法を行っていった先には、寒気や悪寒や恐怖感や不安感などを味わってしまい生死を賭（か）けた展望へと誘（いざな）われてしまいます。その地獄を味わってでも極上の至福を味わってみたいと思われる方であれば良いのですが、そうでないのであれば、絶対に手を出さない方が得策です。

Тому, якщо ви практикуєте манери, які сприяють піднесенню, ви відчуєте озноб, страх і занепокоєння, і вас запросять до перспективи життя чи смерті. Це добре, якщо ви хочете відчути повне блаженство, навіть якщо це пекло, але якщо ви цього не хочете, краще ніколи не втручатися.

ここは念をおして言っておきます。
Ось моя порада.

また、それでも上昇気流（アセンション）体験をしてみたい方がいらっしゃいましたら、地獄を味わう覚悟と、一切の責任はお客様自身にあることをここに明記して進ませていただきます。

Якщо ви все ще хочете випробувати висхідний повітряний потік (вознесіння), ми чітко скажемо тут, що ви готові випробувати пекло і що вся відповідальність лежить на вас.

また、その後に起こるお客様の身体への保証は一切致しません。お客様の自己判断で自己責任でお進みくだされ ばと思います。

Крім того, ми не гарантуємо будь-яких пошкоджень організму клієнта після цього. Ми просимо вас діяти на власний розсуд і на власний ризик.

上昇気流（アセンション）させる方法を今回ご紹介しますが、私 Mr. Takashi 2baki は、ご紹介する作法によって生まれる、ありとあらゆる現象に対しての一切の責任を負いません。予めご了承ください。お客様の自己責任でお願いします。

Я покажу вам, як зробити висхідний потік (підйом). Однак я, пан Такаші 2bakі, не беру жодної відповідальності за будь-які явища, викликані представленим тут методом. Робіть це на свій страх і ризик.

このことを同意頂けた方のみ、先へお進みください。

Будь ласка, продовжуйте, лише якщо ви згодні з цим.

まえがき
ПЕРЕДМОВА

※注意事項：上昇気流（アセンション）が頭蓋（ずがい）の中まで起こるようになって来ますと、精神的に朦朧（もうろう）とした状態となります。起きてるのか眠ってるのか、よく判（わか）らない状態となり、瞑想（めいそう）しなくても瞑想している様な状態を体験します。

*Обережно: коли висхідний повітряний потік (підйом) досягає внутрішньої частини черепа, це стає психічним станом непритомності. Ви не будете знати, прокинулися ви чи спите, і ви відчуєте стан медитації, навіть якщо ви не медитуєте.

また、上昇気流（アセンション）のやり方を間違えてしまっている場合や、やってはいけない作法をしている状態（思考パターン、行動パターン、生活パターンなど）の場合や、特に初めての体験の場合は、寒気や悪寒や恐怖感や不安感を自ら作り出しやすい状態となっていきます。

Крім того, якщо ви зробили помилку в тому, як підніматися, або якщо ви робите щось, чого не слід робити (схема мислення, модель дії, модель життя тощо), особливо якщо це ваш перший досвід, ви можете відчути озноб або Легко буде створити озноб, страх і тривогу самостійно.

多感で敏感（びんかん）で些細（ささい）なことにでも反応してしまう体の状態となり、心も体もバランスを崩（くず）しやすい状態になっていく可能性がございます。この状態になりますと特に注意が必要です。

　Цілком можливо, що ваше тіло стане чутливим і чутливим, реагуючи навіть на тривіальні речі, і що ваш розум і тіло легко вийдуть з рівноваги. У цій ситуації слід бути особливо обережним.

本編 ОСНОВНА ІСТОРІЯ

　これより、上昇気流（アセンション）をスムーズに進めるためのヒーリングの仕方をご紹介します。焦（あせ）らずにゆっくりと進めて行くことを推奨（すいしょう）しております。実際に、お客様が閻魔（えんま）の話にたどり着くまでには幾多（いくた）の年月がかかることになります。僕の話をするとヒーリングを始めて、ちょうど2年と10ヶ月かかっております。ですので、3年はかかると思っていただいて結構です。

　Звідси ми познайомимося з тим, як лікувати, щоб плавно просувати висхідний повітряний потік (сходження). Ми рекомендуємо вам рухатися повільно, не поспішаючи. Насправді замовнику знадобиться багато років, щоб дійти до історії «Enma». З моєї точки зору, минуло рівно 2 роки і 10 місяців, як я почав лікуватися. Тому добре думати, що це займе три роки.

　また、最初の上昇気流（アセンション）が起こるようになるまでにも、幾月（いくつき）か時間がかかります。

　Також знадобиться кілька місяців, щоб відбулися перші висхідні потоки (підйом).

　僕の場合で、3ヶ月から半年かかっております。ですので、気長に続けて行かれることをおすすめします。

Для мене це зайняло від трьох до шести місяців. Тому рекомендую продовжувати.

また、この時に必要となる力（ちから）が三つほどございます。それは、見えたり聞こえたり感じたりする感覚を抗（あらが）わずに進んで体験していく想像力と。今、この体に何が起きているのかを注意して感じ取り観察して見ていく観察力と。継続（けいぞく）してヒーリングを続けていける並々ならぬ熱意とも呼ばれる熱中力です。この三つがあれば、きっと、たどり着けることでしょう。

Крім того, є три повноваження, які необхідні в цей час.
・Це уява, яка охоче відчуває відчуття бачення, слуху та відчуття без опору.
・Здатність спостерігати і спостерігати за тим, що відбувається в цьому організмі.
・Це наполегливість, яка називається надзвичайним ентузіазмом, може продовжувати лікування. Це сила пристрасті.

Якщо у вас є ці три, ви, ймовірно, зможете досягти висхідного потоку (підйому).

上昇気流（アセンション）が起こるようになってからは、その現象に、ときめくことになると思います。すっごく初々（ういうい）しく楽しい時期に入って行きますので、いっぱい楽しんであげてください。

　Після того, як почне відбуватися висхідний повітряний потік (піднесення), я думаю, що це явище змусить ваше серце тремтіти. Це буде справді свіжий і веселий час, тож насолодіться ним на повну.

それでは、基本となるヒーリングを伝授します。

А тепер дозвольте мені навчити вас основам лікування.

今回は特別に私が伝授を受けたそのままの原文でご紹介、差し上げます。

Цього разу я хотів би познайомити вас з оригінальним текстом, з якого отримав спеціальну інструкцію.

クリスタルヒーリング
ЗЦІЛЕННЯ КРИСТАЛАМИ

クリスタルヒーリングの伝承者はこう語られました。

Прихильник лікування кристалами сказав:

あなたの惹（ひ）かれるクリスタル（石）を選んで下さい。そして深い呼吸をして、目を閉じて、その石を私のハートに持っていきます。あなたのハートに両手であてがって下さい。

Будь ласка, виберіть кристал (камінь), який вас приваблює. Потім я глибоко вдихаю, заплющую очі й підношу камінь до серця. Покладіть обидві руки на серце.

息を吸うときには、石の存在に、どうぞお越（こ）し下さい。と言ってハートに歓迎（かんげい）する気持ちで迎（むか）え入れます。息を吐くときには私がこの石の存在の方に、抱（いだ）く愛と友情を、どうぞ、お受け取り下さい。と言って与えます。

Коли ви вдихаєте, привітайте присутність каменю у своєму серці, сказавши: «Заходь». Видихаючи, я віддаю цій кам'яній істоті свою любов і дружбу, кажучи: «Будь ласка, прийми».

そして、数回呼吸をするごとに、今の気持ちの交流をやります。何度も繰り返すうちにエネルギーが循環しているというのがだんだん感じてきますので、それまで、呼吸をして、気持ちを伝えていきます。

Потім, після кожні кілька вдихів, обмінюйтеся своїми поточними почуттями. Повторюючи це знову і знову, ви поступово відчуєте, що енергія циркулює, тому доти я продовжуватиму дихати та передавати свої почуття.

で、その石の存在の方を歓迎（かんげい）するのと同じくらい重要で、石に対して、愛の気持ちと、感謝の気持ちを捧（ささ）げるというのは、とても重要なことです。

Отже, так само важливо вітати існування каменю, і дуже важливо дарувати почуття любові та вдячності до каменю.

なぜ、重要かと言いますと、この愛と感謝の気持ちというのは、それによって石が滋養（じよう）を受けるのですね。栄養を受け取ります。愛と感謝の気持ちというのは、地球に対しても大変良いメリットを与えます。栄養を与えることになるのです。

　Причина, чому це важливо, полягає в тому, що це почуття любові та вдячності живить камінь. отримувати підживлення. Почуття любові та вдячності також дуже корисні для планети. Він доставляє в землю поживні речовини.

　その気持ちを持って交流していくと、だんだん、そのエネルギーが大きくなっていきます。そうすると、向こうからもフィードバックして、その都度（つど）に加算されて、その都度（つど）に大きくなっていきます。

　Коли ви взаємодієте з цим почуттям, енергія поступово зростатиме. Тоді енергія буде повертатися від існування каменя, і вона буде додаватися кожного разу, і вона буде зростати щоразу.

そして、サーキュレーションして大きくなってくると、渦巻状（うずまきじょう）に大きくなってきて、アセンションするためのパターンの一つが出来上がります。まもなく、この石の存在の方と共に瞑想（めいそう）します。そして、その存在と出会って感じていただくというのをやります。

І коли він циркулює і росте, він розкручується по спіралі і утворює один із візерунків для Вознесіння. Незабаром ви будете медитувати з Внутрішніми Істотами цього каменю. І я зроблю це, щоб зустріти і відчути це існування.

そして、先程のように呼吸しながら、気持ちを伝えて、その都度（つど）エネルギーを受け取り、与え、それをハートでやっているうちに、だんだん、石の存在がハートの中にきて、ハートの中でイメージを見せてくれることがありますので、それを体験してみて下さい。

Потім, дихаючи, як раніше, передавайте свої почуття, отримуйте і віддавайте енергію кожного разу, і робіть це серцем, поступово існування каменю увійде у ваше серце, і в ваше серце. Бувають моменти, коли я можу вам показати зображення на, тому, будь ласка, випробуйте його.

で、その石の存在のイメージがハートの中で見えてきたら、質問をします。「あなたの本質、性質はどういうものですか？そして、私はあなたと一緒にどういうことを共に生み出していくことが出来ますか？」

Потім, коли ви побачите образ існування каменю у своєму серці, задайте запитання. «Яка твоя природа і що я можу створити разом з тобою?»

で、その時の石の存在からの返答というのは、何かを見せてくれるかもしれません。何かを見せられるかもしれません。本人の姿という形でイメージを送ってくるかもしれません。あるいわ、お願いします。と言ったら、だんだん、こう景色が変わってジャーニーの旅路に、いろんなところに連れていってくれるかもしれません。

Відгук про існування каменю в той час може нам щось показати. Ви можете щось побачити з присутності каменю. Вони можуть надіслати вам зображення у вигляді внутрішньої істоти, яка живе в камені. Іншими словами, якщо ви скажете «Будь ласка», пейзаж поступово зміниться, і ви можете потрапити в різні місця під час подорожі.

そして、イメージ、もしくは、ヒーリング、感覚でこんな感じってのが来た時というのは、自分でこさえないで、だんだん大きくなるように、もっと見せてください。という感じで、委(ゆだ)ねて、大きく強くさせていってください。そして、起きたことはメモにとると良いでしょう。

І коли у вас є образ, зцілення або таке відчуття, не чиніть опір і дайте йому стати більшим і сильнішим з відчуттям, що ви хочете бачити більше. І запишіть те, що сталося.

それでは、目を閉じて、用意をします。そして、呼吸に集中、石をハートのあたりに置いて下さい。ハーっと息を吐きワークを開始して下さい。

А тепер закрийте очі і готуйтеся. Потім зосередьтеся на диханні та помістіть камінь навколо серця. Зробіть глибокий вдих і починайте працювати.

瞑想（めいそう）を終わらせる時は、石の存在達に感謝を伝えましょう。感謝が終わったら、ゆっくりと整えてこちらにお戻り下さい。

Завершіть свою медитацію, подякувавши кам'яним істотам. Коли ви закінчите подякувати, будь ласка, повільно підготуйтеся та поверніться сюди.

終わったら、忘れないうちにメモをとると良いでしょう。私の本はこのメモから作られています。

Коли ви закінчите, радимо зробити нотатки, поки ви не забудете. На основі цих мемуарів написана моя книга.

今の体験によってハートに良い感覚が来た方はいらっしゃいますか？
Чи є хтось, у кого в серці від цього досвіду було добре відчуття?

このハートの中で感じている、良い感覚は、深い自己、ディープセルフが動き出している、その感覚なんです。

Гарне відчуття, яке ви відчуваєте в цьому серці, — це відчуття, що ваше глибоке «я» рухається.

そして、特に重要となるのが、次のヒーリングです。
І особливо важливо наступне загоєння.

深い自己、ディープセルフと出会うというプロセスを行っていただきます。
Ви пройдете через процес зустрічі зі своїм глибоким Я.

深い自己(ディープセルフ)との出会い方
ЯК ЗУСТРІТИ СВОЄ ГЛИБИННЕ Я

クリスタルヒーリングの伝承者はこう語られました。

Прихильник лікування кристалами сказав:

ハートの中に洞穴(ほらあな)が口を開けているイメージを見てください。洞穴の口から下に下降していくようになります。どんどん下に降りて行って底辺のところまで降りて行ってください。

центр грудей. Подивіться зображення печери, що відкривається в серце. Ви почнете спускатися через гирло печери. Продовжуйте спускатися вниз і вниз, поки не досягнете дна.

そして、底辺までたどり着いたら、周りを見渡してください。わずかな光がそこにあります。じーっと見ていると扉が見えてきます。扉を見ているとあなたの名前が書いてあります。その扉が見つかったらノックしてください。扉を開いて中に入ります。

А коли дійдете до дна, озирніться. Є трохи світла. Якщо придивитися, то можна побачити двері. Ваше ім'я написано на дверях. Постукайте в двері, коли знайдете. Відкрийте двері і зайдіть всередину.

そこに誰かが立っています。あなたの内側の深い自己。この存在と出会いましたら、あなたの愛と友情を提供して差し上げてください。そして、あなたのハートの底辺にある扉を開けてくれてありがとうと伝えてください。

там хтось стоїть. ваше внутрішнє глибоке я. Запропонуйте свою любов і дружбу, коли ви зустрінете цю внутрішню істоту. І скажіть спасибі, що відкрили двері в глибині свого серця.

そして、その方に質問をします。私に何をお伝えしたいですか？そして、そのことに関して、私には、何ができますか？と聞いてください。

Потім задайте питання цій внутрішній істоті. що ви хочете мені сказати. І що я можу з цим зробити? Прислухайтеся до свого внутрішнього єства.

その後に何が起ころうと、抗（あらが）うことなく委（ゆだ）ねて起こるがままにしてください。

Що б не трапилося після цього, нехай це станеться без опору.

そして、あなたは来た道をたどって、ハートのところまで戻っていき、休憩をしてください。

Потім ви повертаєтеся тим шляхом, яким прийшли. центр грудей. Повернемося до серця. І коли ви повернетесь у своє серце, зробіть перерву.

それでは、石をハートのところまで持ってきてクリスタルヒーリングをする準備をしてください。あなたはハートから洞穴（ほらあな）、下

向きな洞穴を下がってあなたのハートの奥底にいる深い自己、ディープセルフと出会います。

Тепер піднесіть камінь до свого серця і готуйтеся до зцілення кристалами. Ви спускаєтесь із серця в печеру, печеру вниз, щоб зустрітися з найглибшим я в глибинах вашого серця.

それでは、クリスタルヒーリングを開始してください。

Тепер нехай почнеться зцілення кристалів.

終わりましたら、整えてからこちらへお戻りください。

Коли ви закінчите, очистіть свій розум і поверніться сюди.

洞穴から降りて行って深い自己、ディープセルフと出会えましたか？これこそ私が出来うる中で最も重要なヒーリングだと思います。このことをすることによって、深い自己、ディープセルフが浮上して来て、あなたと一緒に生きていくということができるようになるでしょう。

Чи вдалося вам спуститися з печери та зустріти глибоке я, яке спить у вас? Я вважаю, що це найважливіше зцілення, яке я можу зробити. Роблячи це, глибинне «Я» вийде на поверхню і зможе жити з вами.

自分と深い自己、ディープセルフが実は一つの存在なんだという風に感じることが出来るかもしれません。このかけのない全体像が取れたとき、日常生活の中で深い自己、ディープセルフと共に生きていくことができるようになります。

Ви можете відчути, що ви і ваше глибоке «я» насправді єдине ціле. Коли у вас буде ця повна картина, ви зможете жити зі своїм глибоким «я» у своєму повсякденному житті.

深い自己、ディープセルフと合体して一つになることが必要なんです。大抵の場合、深い自己、ディープセルフとつながったら、自分の手にするということが起こります。

Нам потрібно злитися і стати єдиним цілим із нашим найглибшим я. У більшості випадків відбувається так, що як тільки ви з'єднуєтеся зі своїм глибоким «я», ви берете його в руки.

ですけれども、見失うことがあります。そして、戻って来てくれる。そういうことが起こります。

Але іноді ви втрачаєте це з поля зору. І внутрішня істота повернеться. Таке буває.

もし深い自己、ディープセルフを見失った場合は、また、洞穴（ほらあな）の中に入って行って、また出会うということをしていただければ、また出会うことができます。

Якщо ви втратите своє глибоке я з поля зору, поверніться в печеру та зустріньтеся знову, і ви зможете зустрітися знову.

それでは、次に、普段、僕が行っているヒーリングをご紹介します。これは、先にご紹介したクリスタルヒーリングのクリスタルを外したバージョンのヒーリングとなります。わたくしごとではありますが、ここ２年くらいはこっちのヒーリングをメインに上昇気流（アセンション）を行ってきました。

Далі я розповім про зцілення, яке я зазвичай роблю. Це версія лікування кристалами, яку я представив раніше, без кристалів. Останні два роки я робив вознесіння переважно для цього зцілення.

愛と友情のエネルギーの使い方
ВИКОРИСТАННЯ ЕНЕРГІЇ ЛЮБОВІ ТА ДРУЖБИ

若き日のあなたにお伝え申します。ハートの中心に両手が重なり合うようにあてがってください。どちらの手が上か下かは、あなたが心地よいと思う方を選んでください。

центр грудей. Покладіть обидві руки одна на одну в центрі серця.

それでは、息をふぅ〜っと吐き出してください。息を吐き出しきったら、素早く息を吸い込み、ゆっくり息を吐き出しながら、自己に内在する存在に伝えていきます。

Потім, будь ласка, видихніть. Коли ви закінчите видихати, швидко вдихніть і повільно видихніть, спілкуючись із внутрішнім існуванням.

自己に内在する存在である、
あなた様に愛と友情をささげます。
わたしはあなた様を愛しております。
わたしはあなた様と友達です。
Розкажіть своїй внутрішній сутності.
Я пропоную тобі свою любов і дружбу.
я тебе люблю
я з тобою дружу.

これを息継ぎのたびに繰り返していきます。今のあなたに時間的余裕があるなら、そのまま瞑想をしましょう。
Повторюйте це з кожним вдихом. Якщо у вас є час, давайте помедитуємо як є.

※特に瞑想する時間に決まりはありません。あなたの赴（おもむ）くままに心地よいだけ行っていただけたらと思います。
*Час для медитації безкоштовний. Я хотів би, щоб ти йшов так комфортно, як хочеш.

ハートの中心より出てまいります、愛と友情のエネルギーの感覚を感じられた方はいらっしゃいますか？または、イメージやビジョン、サウンドやミュージック、動画や物語など、様々な形で何かを見せてくれるかもしれません。
Чи може хтось із вас відчути енергію любові та дружби, що виходить із центру вашого серця? Або він може показати нам щось у різних формах, таких як зображення, бачення, звуки, музика та історії.

そんな感覚、感じがきたら、自分でこさえないで、もっと見せてくださいと言うように、あらがわずに進んで体験していきましょう。これは自己に内在する存在が動き出しているその証拠なんです。

Якщо ви так відчуваєте, не стримуйтеся, просто продовжуйте і переживайте це так, ніби хочете побачити більше. Це доказ того, що існування, притаманне самості, починає рухатися.

また、愛と友情のエネルギーの使い方をして起きたことは忘れないうちにメモにとっておきましょう。

Крім того, запишіть, що відбувається, коли ви використовуєте енергію любові та дружби, перш ніж забудете про це.

僕の本はこのメモから作られています。

На основі цих мемуарів написана моя книга.

以上で、ヒーリングのご紹介を終わります。僕は、先にご紹介した、クリスタルヒーリングを約半年間続けたことにより上昇気流（アセンション）体験をしました。アセンションを日本語で言うと上昇気流が体に感じられるレベルで起こったと言えます。

На цьому вступ до цілительства завершується. Як я вже казав раніше, я отримав досвід вознесіння, продовжуючи зцілення кристалами приблизно півроку. Щоб описати сходження словами, можна сказати, що висхідний потік відбувся на рівні, який можна відчути тілом.

そして、それを飽きずに２年と１０ヶ月続けた結果、本書の最初にご紹介した現象にまで、たどり着くことが出来ました。クリスタルヒーリングを伝授してくれた伝承者様のことを心から感謝しております。

І в результаті продовження цього протягом 2 років і 10 місяців, не втомлюючись від цього, я зміг досягти явища, описаного на початку цієї книги. Хочу висловити щиру подяку тим, хто навчив мене цілити кристалами.

また、このヒーリングを半年間継続しても上昇気流（アセンション）が起こらなかった場合の対策として一つの呼吸法をご紹介して本編を締（し）めくくらせていただきます。

Крім того, я хотів би завершити основну частину введенням одного методу дихання як контрзаходу у випадку, якщо висхідний струм (вознесіння) не відбувається навіть після продовження цього лікування протягом півроку.

この呼吸法は、まだ上昇気流（アセンション）の文字も知らない頃、今から１０年くらい前に、たまたま読んだ本の中にあった呼吸法を実践していた時に起こった不思議体験です。

Цей метод дихання — це дивний досвід, який трапився зі мною близько 10 років тому, коли я практикував метод дихання, про який випадково прочитав у книзі, коли навіть не знав слова висхідний струм (вознесіння).

これが、もしや、その後の、上昇気流（アセンション）に関係しているかもしれないと思っての情報提供となります。必ずしも、この呼吸法をしなければ上昇気流（アセンション）できないと言うわけではありません。あくまで、上記に記述したヒーリングを半年間試してみても、なにも起きなかった人用にご提供、差し上げたいと思います。

Це інформація, яка, на мою думку, може бути пов'язана з висхідною повітряною течією (сходженням) після цього. Це не обов'язково означає, що ви не можете виконувати висхідний потік без цієї техніки дихання. Хочу запропонувати і подарувати тим, хто протягом півроку пробував описане вище лікування і нічого не вийшло.

昔、やった呼吸法
МЕТОД ДИХАННЯ, ЯКИМ Я КОРИСТУВАВСЯ

　確か、あれは、３０代前半の頃、今｛2022/05/31｝から８年〜１０年くらい前のこと、正確には覚えていません。
　Якщо я правильно пам'ятаю, це було мені на початку 30 років, приблизно 8-10 років тому. точно не пам'ятаю.

　ヨガや自己啓発本のたぐいを読み漁（あさ）っていました、呼吸で体調が変わるみたいな本がいくつかあって、その中のどれかに、息を限りなく長く吐くことに集中した呼吸法があり、ただひたすら、息を長く吐く練習をしていました。
　Я читав книги з йоги та самодопомоги, і були деякі книги, які змінювали мій фізичний стан через дихання. Одним з них була техніка дихання, яка була зосереджена на тривалому видиху.

　確か、やり方は、口を半開きにして、舌を上顎（うわあご）につけて、息を少しづつ吐く様にして、吐く時間を少しづつ長くしていく方法でした。
　Якщо я правильно пам'ятаю, метод полягав у тому, щоб відкрити рот наполовину, покласти язик на верхню щелепу, потроху видихати і поступово подовжувати час видиху.

初めの頃は4秒吐きを繰り返し、出来る様になってきたら8秒に切り替えて、少しづつ時間を長くしていき、10秒、15秒、30秒、と続けていき、確か、60秒くらいまで長く吐ける様になって、それをどれくらい繰り返せるか、みたいな挑戦的なことをやっていた時のこと、急に、吐く息と吸う息が同時に起こり、なんじゃこりゃぁって驚（おどろ）きながら面白がって笑っていたことがあったなぁと思い出しました。

　Спочатку повторюйте видих протягом 4 секунд, потім перейдіть на 8 секунд, коли зможете це зробити, і поступово збільшуйте час, 10 секунд, 15 секунд, 30 секунд і так далі, і якщо я правильно пам'ятаю, приблизно 60 секунд. Я міг видихати протягом тривалого часу, і коли я робив щось складне, щоб побачити, як довго я зможу це повторювати, раптом видих і вдих сталися одночасно, і я був здивований і засміявся.

　今、やれって言われても出来る気はしませんが、その当時、驚（おどろ）いたのを覚えています。確か、その時、臍下（へそした）あたりが気持ちよくなっていたなぁと思い返します。

　Я не думаю, що зараз зможу це зробити, але я пам'ятаю, як тоді був здивований. Пам'ятаю, що тоді область під пупком відчувала себе комфортно.

　今から思うと、あれって、もしかしたら、その後に起こる上昇気流（アセンション）体験に一役かってたんじゃないのかなぁ、と、今更（いまさら）ながらに思い始めています。

Думаючи про це зараз, я починаю замислюватися, чи могло це зіграти певну роль у досвіді висхідного потоку (сходження), який мав відбутися.

特に科学的な根拠はありませんが、もしかしたら、っと思っての情報提供となります。

Наукових підстав для цього немає, але про всяк випадок надам інформацію.

それでは、これをもって、本編を締（し）めくくらせていただきたいと思います。拝読（はいどく）頂き誠にありがとうございました。あなた様に光のある日が訪れることを心からお祈りしております。ではでは。

　На цьому я хотів би завершити цей том. Дуже дякую, що прочитали. Молюсь від душі, щоб світлий день прийшов до вас.

文献一覧 СПИСОК ЛІТЕРАТУРИ

素直な心になるために（著者）松下幸之助
Стати слухняним серцем (Автор) Коносуке Мацусіта

人間を考える（著者）松下幸之助
Думаючи про людей (автор) Коносуке Мацусіта

復職後再発率ゼロの心療内科の先生に「薬に頼らず、うつを治す方法」を聞いてみました 亀廣 聡（著）夏川 立也（著）
Я запитав лікаря-психосоматолога, у якого після повернення на роботу нульовий відсоток рецидивів, «Як вилікувати депресію, не покладаючись на ліки» Сатоші Камехіро (Автор) Тацуя Нацукава (Автор)

武術格闘家 菊野克紀 の 誰ツヨDOJOy
Боєць бойових мистецтв Кацунорі Кікуно, хто Цуйо ДОДЗОЙ
https://www.youtube.com/watch?v=8H6LtlSZ8Bw

良い音は、良い姿勢、良い呼吸でつくられる（著者）眞々田昭司
Хороший звук створюється правильною поставою і хорошим диханням (Автор) Шодзі Мамада

Special Thanks : ロバート・シモンズ Robert Simmons
Особлива подяка: Роберт Сіммонс

作者について
ПРО АВТОРА

　西暦1981年に日本に生まれ、つばきたかしと命名される。高校を卒業と同時に上京して電気技術者になる。途中でプログラミングに目覚めプログラマーに転身しIT企業に転職をする。インターネットが完全に普及したタイミングで故郷に移住して地元の企業に転職する。転職に転職を重ねていく間に好きなことを仕事にするというビジョンに触れ勢い良く整っていくネットビジネスの環境を鑑みて一念発起して自作自演のミュージシャンになる。しかし、思ったような成果が出ず、流れが変わって、大好きな天然石をビジネスにしようと考えて、プランBとして天然石shopを始める。そうこうしているうちに、運が巡り廻ってきてクリスタルヒーリングの伝承者に直接会う機会を得て、直々にクリスタルヒーリングを伝授される。それ以来、執筆活動をしています。

Народився в Японії в 1981 році нашої ери і отримав ім'я Такаші 2баки. Після закінчення середньої школи він переїхав до Токіо, щоб стати інженером-електриком. По дорозі я прокинувся до програмування, став програмістом і змінив роботу на IT-компанію. У той час, коли Інтернет стане повністю популярним, я переїду в рідне місто і зміню роботу на місцеву компанію. Неодноразово змінюючи роботу, він зіткнувся з баченням робити те, що йому подобається як робота, із огляду на бізнес-середовище Інтернету, яке швидко розвивалося, він вирішив стати музикантом, який сам продюсував. Однак він не отримав результатів, на які очікував, і тенденція змінилася, тож він вирішив перетворити свій улюблений натуральний камінь на бізнес і відкрив магазин натурального каменю як план Б. Тим часом пощастило, і я отримав можливість особисто зустрітися з інструктором з лікування кристалами, і мене особисто навчили зцілювати кристалами. Відтоді я працюю над написанням.

Містер Такаші 2бакі
(Mr. Takashi 2baki)

https://note.com/mr_takashi_2baki/

おまけ
ОБСЛУГОВУВАННЯ

　ひとえに両方を上昇させるといっても様々な上昇のさせ方が現れてきます。僕の場合、心の虫の音と言いますか、スピリットガイドと言いますか、うちなる声、自己に内在する存在の声、うちなるガイダンスに従った形で上昇の仕方が日々変わってきています。そのことを踏まえた上で、その中でも良かったなぁ。と思える上昇パターンをご紹介します。

　Навіть якщо ви підніме те обидва, з'являться різні способи підвищення. У моєму випадку шлях мого сходження змінюється день у день відповідно до звуків мого серця, моїх духовних наставників, мого внутрішнього голосу, голосу істоти всередині мене

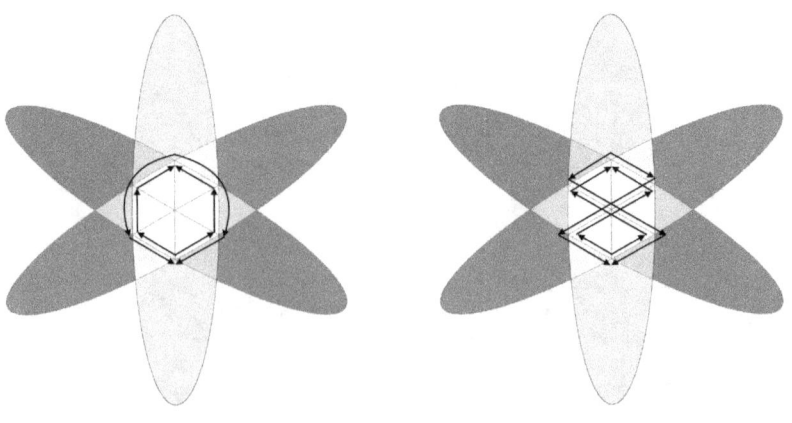

та мого внутрішнього керівництва. Маючи це на увазі, ось кілька шаблонів, які я вважаю хорошими.

また、良きことがあった日の上昇の仕方も記述します。
хороші речі трапляються шаблон

参考資料となれば幸いです。
Сподіваюся, що він буде корисним як довідковий матеріал.

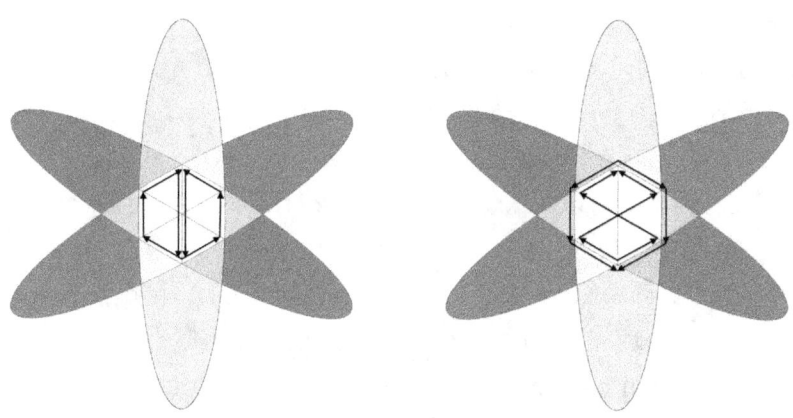

つばきたかし画伯の絵（１）［エネルギーの道］
Картина художника Takashi 2baki (1) [Energy Road]

　覚醒体験へと移り進んでいく最中（さなか）、２０２２年５月中旬頃に起きたことを簡略的にイメージ図にしてまとめてみました。細かい詳細は秘密とさせていただきます。秘密にする理由は、名前などの名称や細かい順序などの詳細は、人によって呼び名やエネルギーの道そのものが変わってくる可能性があるからです。おそらく昇り方も変わってくるでしょうし、見え方や感じ方、とらえ方も人によって変わってくると思います。また名前などを明示したり開示したりすると、お客様がその名前の影響を受けてしまって、お客様自身の体得の邪魔をしてしまいかねません。その影響を最小限にするためにも、名前や名称や呼び名などの細かい詳細は秘密とさせていただきます。覚醒体験へと導かれていく最中に、こんなことがあったよ程度に見ていただけたら幸いです。

　Я зібрав спрощену картинку того, що сталося приблизно в середині травня 2022 року під час переходу до досвіду пробудження. Найдрібніші деталі залишатимуться в таємниці. Причина збереження в таємниці полягає в тому, що імена та інші деталі, наприклад детальний порядок, можуть змінюватися від людини до людини. Він має потенціал змінити назву та енергетичний шлях. Те, як він піднімається, ймовірно, зміниться, і те, як він виглядає та відчувається, також змінюватиметься залежно від людини. Крім того, якщо ви вказуєте або розголошуєте своє ім'я тощо, це ім'я вплине на клієнта, і це може вплинути на ваш власний досвід. Щоб мінімізувати несприятливі наслідки, детальні відомості, такі як імена, імена та псевдоніми, залишатимуться в секреті. Я був би вдячний, якби ви могли побачити це в тій мірі, в якій щось подібне сталося під час проходження досвіду пробудження.

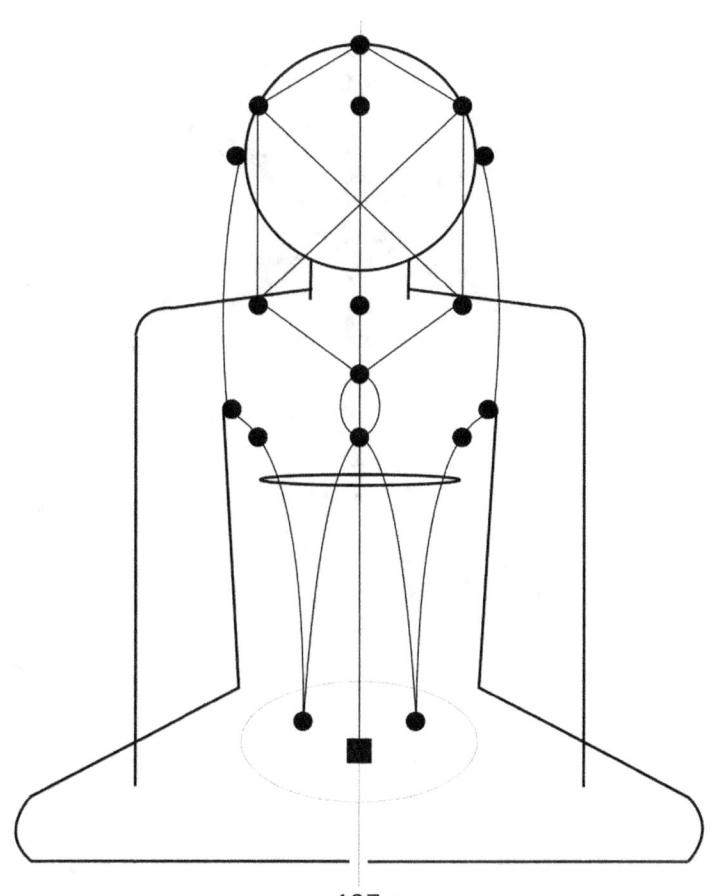

つばきたかし画伯の絵（2）［月と太陽と己の光］
Картина художника Takashi 2baki (2) [Місяць, сонце та моє світло]

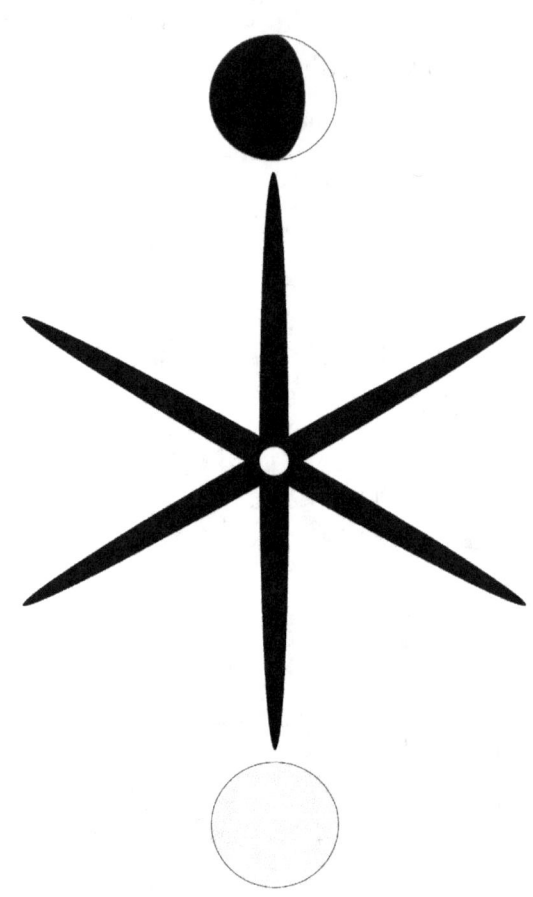

地獄の苦しみの最中、覚醒体験へ突入して行く流れの中で、六芒星（ろくぼうせい）の明示があった後、明示された言葉があって、その言葉を元に描いたイメージ図です。深い意味は考えずに絵画をお楽しみいただければ幸いです。

　Серед пекельних страждань, у потоці стрімкого переживання пробудження, після прояву гексаграми відбулося проявлення слів, і це малюнок зображення на основі цих слів. Сподіваюся, ви зможете насолоджуватися картинами, не замислюючись про глибокий зміст.

ペンデュラムの使い方
Як користуватися маятником

伝承者はこう答えられました。ペンデュラムの使い方、動きは、いつも自分のディープセルフに聞いてみるんですね。「YES（イエス）のときの動きを私に見せてください」というように聞いてみて、どちらの方向にどの様に動くのか観察してみます。そして、「どっちの方向にどのように動くのがNO（ノー）なのですか」とディープセルフに聞いてみます。すると、YES（イエス）の時とNO（ノー）の時の違いが現れてくると思います。そして、その動き方は人それぞれ違います。

Прихильник зцілення кристалами відповів: Я завжди запитую себе, як користуватися маятником і як його рухати. Покажіть мені, що він робить, коли "ТАК". Послухайте його і спостерігайте, як він рухається в якому напрямку. Чи можете ви показати мені, що він робить, коли "НІ"? Я запитаю Deep Self. Тоді, думаю, з'явиться різниця між «ТАК» і «НІ». І те, як це працює, відрізняється від людини до людини.

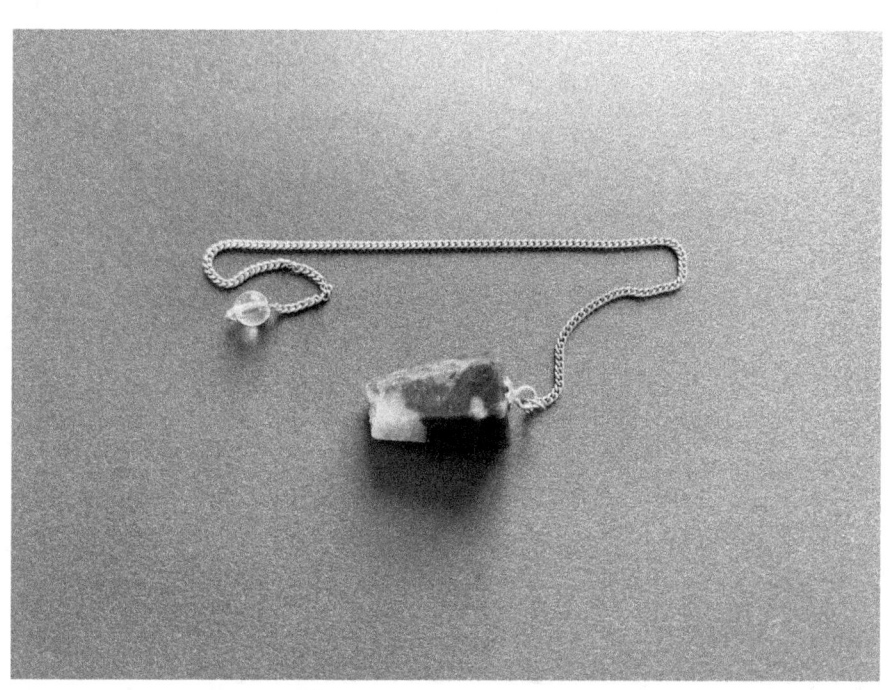

光の三原色、色の三原色、ひかりのしるし。
Три основні кольори світла, три основні кольори кольору та знак світла.

　量子理論の中にある目に見える光（可視光線）を勉強していたところ、白と黒が無いなぁという疑問から、光の三原色にたどりつき、緑と、青と、赤が、混ざると白になる。と言うことを知りました。

　Коли я вивчав видиме світло в квантовій теорії, я дізнався про три основних кольори світла із запитання, що не існує чорного та білого. Чи знаєте ви, що коли ви змішуєте зелений, синій і червоний, виходить білий?

　また、黒は、色の三原色と呼ばれ、光の三原色で出て来た各々の色同士が混じり合った三色（緑と青が混ざったシアン［水色に近い青緑色］、青と赤が混ざったマゼンタ［明るく鮮やかな赤紫色］、赤と緑が混ざったイエロー［黄色］）が混ざり合うと黒になると言うことを知りました。

　Чорний називають «трьома основними кольорами кольору», а три кольори (блакитний, пурпуровий і жовтий) є сумішшю кожного з трьох основних кольорів світла. Блакитний — це суміш зеленого та синього, пурпурний — суміш синього та червоного, а жовтий — суміш червоного та зеленого. Чи знаєте ви, що якщо змішати ці три кольори разом, ви отримаєте чорний?

考えれば考えるほど、なぜだって思いが強くなる白と黒です。が、しかし、色は波だと考えて、黒は波が打ち消しあって発光しないから黒に見えるのかな、白は反対に波が乱れ合って発光するから白に見えるのかな、そういった解釈をしています。

Чим більше я думаю про це, тим більше дивуюся, чому це чорно-біле. Однак, враховуючи, що кольори — це хвилі, мені цікаво, чи чорний виглядає чорним, тому що хвилі гасять одна одну і не випромінюють світло, а білий виглядає білим, оскільки хвилі заважають одна одній і випромінюють світло. Я так це трактую.

ひかりのしるし
Знак світла

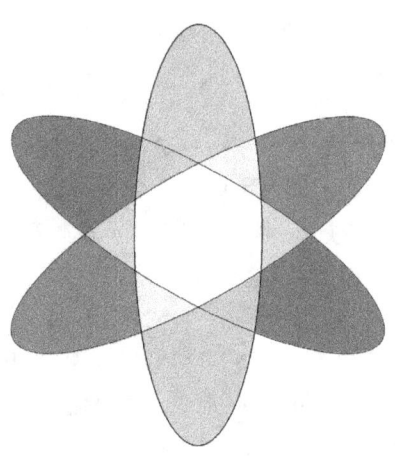

仮説 ГІПОТЕЗА

上昇気流（アセンション）体験や覚醒体験を経て思うこと
Думки з Досвіду Вознесіння та Досвіду Пробудження

　誰にでも人には自己に内在する存在が存在していて、その存在に気が付かずに生活をしているのではないかと僕は仮説を立てています。
　Я припускаю, що кожна людина має внутрішнє існування в собі, і що вона живе своїм життям, не усвідомлюючи цього існування.

　しかし、内的探求をすれば、自己に内在する存在を心の目で見ることが出来るようになっています。
　Однак через самоспостереження ми можемо розумовим оком побачити істоту, яка є всередині нас.

　その存在に気が付けた者だけが、その存在と繋（つな）がり、その存在と対話し、その存在の叡智（えいち）を授（さず）かり、その存在の教えを享受（きょうじゅ）して、その存在に意識が宿っている事実を知ります。
　Тільки ті, хто усвідомлює це існування, можуть з'єднатися з ним, спілкуватися з ним, отримувати його мудрість, насолоджуватися його вченнями та знати той факт, що свідомість живе в цьому існуванні.

そして、その存在のアイデンティティ（存在証明）を夢のように共有することが出来るようになっています。そういった資質を人は持っています。

І можна поділитися ідентичністю цього існування (доказом існування), як мрією. Люди мають ці якості.

しかし、外界の現実世界は取り留めなく過ぎて行くがゆえに、人間は外界の世界に対応する術を充分に身に付けています。結果、内的世界を忘れてしまっているのではないかと、考察しています。

Однак, оскільки реальний світ зовнішнього світу проходить повз випадково, люди добре оснащені, щоб впоратися з ним. В результаті, я думаю, що ми, можливо, забули свій внутрішній світ.

もしかしたら、幼少期は、こちらの内的世界の方が当然の世界だったのではないかとさえ思えてなりません。

Я не можу не думати, що, можливо, у моєму дитинстві цей внутрішній світ був світом природи.

しかし、大人になって行く過程で、いつの間にかこのことを忘れてしまっている。そういった事実、現実があるのではないかと、考察しています。

Однак у процесі дорослішання я забув про це, не усвідомивши. Я думаю, що такі факти і реальність є.

しかし、そのことに気が付けた人間は、上昇気流（アセンション）を体験し、覚醒体験まで教え導かれて行きます。

Однак люди, які помітили це, відчувають висхідний потік (сходження) і направляються до досвіду пробудження.

それが定（さだ）めと知って覚え書きのように書き示しておきます。あなた様に幸あれ。

Знаючи, що це правило світу, я записую це як меморандум. удачі тобі

当たり前のことかもしれないけどメモ
Це може бути само собою зрозумілим, але зауважте

人と喋る時は、相手の顔を見ながら喋ること。
Розмовляючи з кимось, дивіться на його обличчя, коли говорите.

相手を見ずに喋ると、なぜか、上手くいかなくなる。
Якщо ви будете говорити, не дивлячись на співрозмовника, з якихось причин це не піде добре.

なんでだろう…
Цікаво, чому…

相手の顔色を伺わないと相手に合わさずに一方的なお喋りになってしまうからだろうか、それとも、ネット空間と一緒で文字列的な会話になってしまって頭と頭で会話しているような表情のない脳内空間でのやりとりになってしまうからだろうか…
Чи не тому, що якщо ви не питаєте про колір обличчя іншої людини, ви не порозумієтеся з іншою людиною і розмова буде односторонньою? Або це тому, що, як в Інтернеті, розмова перетворюється на низку символів, і це стає обміном у просторі мозку без виразу обличчя, як розмова між думками…

なんでそうなるのか、本当のところはよくわからないけど
Я справді не знаю чому

147

とにかく、相手の様子を見ながら話をしたほうが、相手のシグナルが見えるからか、相手ありきで話が進むからか、いろいろ理由はあるだろうけれども、相手に集中して、相手の様子を見ながら話をしたほうが良い。

У будь-якому випадку, це тому, що ви бачите сигнал іншої людини, коли говорите, дивлячись на іншу людину? Це тому, що розмова розвивається залежно від іншої сторони? Можуть бути різні причини, але краще зосередитися на іншій людині і говорити, спостерігаючи за ситуацією іншої людини.

その方が上手く行く。

Це працює краще.

思想と思想のぶつかり合い
зіткнення ідей

思想と思想のぶつかり合い、頭で動くとぶつかっちゃう。だけれども、心で動くとどうなるか、考えてみてほしい。

Думки стикаються, і якщо рухати головою, то зіткнешся. Але подумайте про те, що відбувається, коли ви рухаєтеся розумом.

結論は後程…
Висновок пізніше…

好きをトリガーにする
Створіть можливість.

これ、好きっていうキッカケがはたらいた時だけ動く。
Це працює лише тоді, коли спрацьовує тригер «мені це подобається».

これが、行動の第一原理。
Це перший принцип дії.

それ以外は、もう何にも考えないんだ。
Крім цього, я більше ні про що не можу думати.

どんなことでもね。
У будь-який час.

そうすれば、好きを道しるべにできる。
Тоді ви можете використовувати любов як дороговказ.

自己愛のすすめ
Поради щодо любові до себе

自己愛の利点。
Переваги любові до себе.

自分を愛することができて初めて精神的自立が生まれます。
Лише коли ви зможете полюбити себе, ви зможете досягти «духовної незалежності».

自分を愛するというのは、自分の体に滋養（じよう）を与えることになるんですね。
Любити себе означає живити своє тіло.

自分の体にとって愛という栄養を受け取ることになります。
Ви отримаєте поживу любові до свого тіла.

この体にとって、これほど頼もしいことはないわけです。
Немає нічого надійнішого за це для мого організму.

健やかな感情も芽生えていきますし、健やかな感覚も得られてくることでしょう。そういった利点を得ることができます。
Здорове відчуття виросте, і здорове відчуття буде отримано. Ви можете отримати ці переваги.

愛を与え、愛を受け取る、そういった循環（じゅんかん）、
Дарувати любов і отримувати любов, такий цикл,

愛のループが生まれてくると、この体は喜びに満ちた状態となっていって心から嬉しく思うようになっていきます。
　Коли народжується петелька любові, це тіло буде в радісному стані, і ви будете радіти від душі.

　これを、続けていくと、精神的自立への道しるべとなっていって、あなた様を上昇へと導いていくことでしょう。
　Якщо ви продовжите це робити, це стане дороговказом до вашої розумової незалежності та приведе вас до зростання.

　そう、それは、故（ゆえ）に、正（まさ）しく、あなた様の道しるべとなってまいりましょう。
　Нехай це буде вашим дороговказом.

思考の判断基準
Критерії мислення

　思考がネガティブだと、ハートに苦しみを感じます。
　Коли ваші думки негативні, ви відчуваєте біль у серці.

　思考がポジティブだと、ハートに心地良さを感じます。
　Коли ваші думки позитивні, ви відчуваєте комфорт у своєму серці.

　もっとハッキリわかりやすい例を挙げますと、恋愛をしている時、好きな人のことを想うあまりにハートがキュンキュンして、居ても立っても居られなくなる経験は誰もがお持ちなのではないでしょうか。
　Наведу вам більш зрозумілий приклад: коли ви закохані, кожен має досвід, коли думає про людину, яку любить, і його серце б'ється так сильно, що він нічого не може з цим вдіяти.

　それは、胸の中心、ハートの中心に、目では見えない何かが存在している証拠なのではないでしょうか。
　Я думаю, що це доказ того, що щось невидиме існує в центрі грудей, у центрі серця.

また、このことに気が付いてまいりますと、ハートの中心に意識を向けるようになっていきます。自然とハートの状態に目がいき、今、心地よい状態かなぁ、そうじゃないかなぁ、と、今、思考している内容が良いことか、はたまた悪いことかを瞬時に判断できるようになっていきます。

　Усвідомивши це, ви почнете звертати свою увагу на центр свого серця. Я, природно, звертаю увагу на стан свого серця, і я можу миттєво визначити, чи мої поточні думки хороші чи погані, наприклад, чи я в комфортному стані чи ні.

　心地よいと思えばそのまま進んで行けば良い訳ですし、心地よくないと感じるならば、その思考をやめれば良い訳です。
　Якщо вам комфортно, ви можете продовжувати це робити, а якщо вам некомфортно, ви можете перестати думати про це.

　そういった判断基準となる指標に、言い変えるならば、目印になってくれているのではないでしょうか。
　Іншими словами, вони служать індикаторами для таких критеріїв судження.

　ハートの中心にその人のコアとなる存在が潜んでいる可能性を感じます。
　Я відчуваю можливість того, що існування, яке стає серцевиною цієї людини, ховається в центрі серця.

胸腺 ТИМУС

　図書館で読んだ本の中で、これは、って思った情報がありましたので引用していきます。
　У книзі, яку я прочитав у бібліотеці, була інформація, яка мені здалася, тому я її процитую.

　医学の書物です。
　Це медична книга.

　まだ歴史が浅く、定説が確立しにくい分野である神経生理学においても、モントリオールにある臨床医学研究所のデーヴィッド・ホロビンが、免疫系の機能を円滑（えんかつ）に働かせるためには「プロスタグランジンE1」というホルモン様物質がひじょうに重要であると主張している。
　Навіть у нейрофізіології, яка має коротку історію і важко встановити усталену теорію, д-р Девід Горобін з Інституту клінічної медицини в Монреалі вважає, що гормон під назвою простагландин Е1 необхідний для нормального функціонування імунної системи. стверджує, що подібні речовини дуже важливі.

　また、オックスフォード大学出身の科学者であるホロビンは、食事療法によって免疫系の調節、とくにがんを抑える、T細胞の調節ができることも強調している。

Горобін, вчений з Оксфордського університету, також підкреслює, що дієта може модулювати імунну систему, особливо Т-клітини, які борються з раком.

プロスタグランジンE1は、T細胞が成熟する場所である、胸腺（きょうせん）に大量に貯蔵されていることが知られている。

Відомо, що простагландин E1 у великій кількості накопичується в тимусі, де дозрівають Т-клітини.

T細胞が欠如してB細胞が異常に活発なマウスをつくると、その個体はいずれ自己免疫疾患であるエリテマトーデス（SLE=全身性紅斑性狼瘡｛ぜんしんせいこうはんせいろうそう｝）にかかったマウスと同じような死に方をする。

Коли у мишей не вистачає Т-клітин і є гіперактивні B-клітини, вони врешті-решт гинуть подібно до мишей з аутоімунним захворюванням червоний вовчак (ВКВ).

ところがホロビンは、そのマウスにプロスタグランジンE1を与えるとT細胞が正常値に戻り、B細胞の活動も正常化して長生きするということを発見したのである。

Однак Горобін виявив, що коли мишам дають простагландин E1, Т-клітини повертаються до нормального рівня, а активність B-клітин нормалізується, що призводить до продовження життя.

【参考文献】内なる治癒力 こころと免疫をめぐる新しい医学
（著者）スティーヴン・ロック＋ダグラス・コリガン
（監修）：池見酉次郎（訳）田中彰＋堀雅明＋井上哲彰＋浦尾弥須子＋上野圭一

文章の意味はわからなくとも、胸の中心に重要な「プロスタグランジンE1」を大量に貯蔵する場所、胸腺（きょうせん）があることが観て取れます。

　Навіть якщо ви не розумієте значення речення, ви можете побачити, що в центрі грудної клітини, тимусі, є місце, де зберігається велика кількість важливого «простагландину Е1».

　読みながら首を縦（たて）に振りながら、「ふ〜ん」って思ってました。また、この本では、最後の締めくくりにこんなことが書かれています。

　Читаючи, я думав: «Хм».
　Крім того, в кінці книги сказано:

　デーヴィッド・マクレーランドが「マザー・テレサ効果」と命名した、治療にまつわる魅力的な現象である。
　Це захоплюючий терапевтичний феномен, який Девід Макклелланд назвав «ефектом матері Терези».

　マザー・テレサは生涯をカルカッタの貧民救済に捧げたノーベル平和賞の受賞者だが、マクレーランドは学生たちに彼女の仕事ぶりを描いた感動的な映画を見せ、その前後に採取した血液像に変化があることに興味をそそられた。
　Мати Тереза — лауреат Нобелівської премії миру, яка присвятила своє життя допомозі бідним Калькутті. МакКлелланд показав своїм учням зворушливий фільм про діяльність Матері Терези, і був заінтригований змінами крові до і після.

映画を観たあとの学生たちの免疫グロブリンの数値が、わずかだが上昇し、免疫系の機能が向上したことがわかったからである。

Після перегляду фільму рівень і муноглобулінів у студентів трохи підвищився, що свідчить про те, що їхня імунна система функціонувала краще.

　その後、彼はさまざまな方法でこの「マザー・テレサ効果」を確認した。映画を見せる代わりに、大学院生たちに次の二つのことについて深く考えるように指示したこともある。

Пізніше він різними способами підтвердив цей «ефект Матері Терези». Замість показу фільму я попросив аспірантів глибоко замислитися над двома речами.

　すなわち、それまでの人生で「自分が誰かに深く愛されたとき」と「自分が誰かを愛したとき」のことをよく考えさせたのだ。やはり効果はあった。

Іншими словами, я попросив їх подумати про часи свого життя, коли вони були кимось глибоко коханіі коли вони кохали когось. Адже це було ефективно.

　マクレーランドはじつは前から体験的にそのことを知っていて、効果があることを信じてもいたのである。

Насправді Макклелланд знав про це на досвіді протягом тривалого часу і вірив, що це працює.

　「風邪をひいたときなど、わたしはよく、愛した人のことや愛された人のことを考えるんです。それだけで、風邪が治ってしまったことも

二、三度ありますよ。絶対に効くというわけじゃありませんがね。いくらやってもダメで、風邪がひどくなった時もありました。しかし、役に立ちます。」

Коли я застуджуюся, я часто думаю про людей, яких я любив, і людей, які дали мені любов. Було два чи три рази, коли я подолав застуду лише завдяки цьому. Це не означає, що це точно спрацює. Скільки я не намагався, не виходило, і був момент, коли я сильно застудився. але це допомагає

　愛がもつ力に対するマクレーランドの強い信念は、彼が擁護（ようご）する現代医学に大きな示唆（しさ）を与えている。

Сильна віра Макклелланда в силу кохання має велике значення для сучасної медицини, яку він підтримує.

　人間の精神に備わったこの貴重な力は、これまで見すごされてきたが、彼にいわせれば、それこそが治療という現象における内的な原動力なのである。

Ця дорогоцінна сила людської психіки, на яку досі не звертали уваги, є, за його словами, внутрішньою рушійною силою у феномені зцілення.

　「病院の環境を変えることによって、いろいろなことができます」マクレーランドはあるとき、医学関係者の集まりでこんな発言をした。

«Ви можете багато чого зробити, змінивши лікарняне середовище», — сказав якось Макклелланд на зборах медичних працівників.

「病院をリラックスできる場に、自然に思いやりのこころが生まれるような場に、たえず何かに追われているような気分から解放されるような場にすればいいんです。

Лікарня має бути місцем, де люди можуть розслабитися, місцем, де природно народжується співчуття, місцем, де вони звільняються від відчуття постійного переслідування.

つまり、健康な環境にすればね。医師も看護師もソーシャルワーカーも、その気になればできますよ。だれかを愛することは、愛する相手の健康にとってひじょうにいい効果があるんです。そして、たぶん、愛した人自身の健康にとっても」

Іншими словами, створити здорове середовище. Лікарі, медсестри, соціальні працівники можуть це зробити, якщо захочуть. Любити когось дуже корисно для здоров'я як людини, яка дарує любов, так і людини, яка отримує любов.

【参考文献】内なる治癒力 こころと免疫をめぐる新しい医学
（著者）スティーヴン・ロック＋ダグラス・コリガン
（監修）：池見酉次郎（訳）田中彰＋堀雅明＋井上哲彰＋浦尾弥須子＋上野圭一

これを読みながら、私が、推奨する愛と友情のエネルギーの使い方が読んで字の如（ごと）く証明されているかのような錯覚（さっかく）に陥（おちい）りました。

Читаючи це, у мене виникла ілюзія, що використання енергії любові та дружби, яке я рекомендую, доведено.

もし、愛と友情のエネルギーの使い方を実践することによって、胸腺（きょうせん）に刺激が与えられ、T細胞を強力に活性化する事象を確

認することさえできれば、医学的にがんを抑える効果があると証明されたことになります。

Практикуючи, як використовувати енергію любові та дружби, якщо вилочкову залозу стимулюють і можна підтвердити випадок сильної активації Т-клітин, буде медично доведено, що це має ефект придушення раку.

と、まぁ、そういうことを思いついたわけです。しかし、医学者でもなく、科学者でもない、わたしが、これを確認するには、どうすればいいのだろう…今、すぐに、答えが見つからなかったため、保留して次に進みます。

І, ну, ось що я придумав. Але я не лікар і не науковець, як я можу це підтвердити? Наразі я не знайшов відповіді, тому відкладу його та йду далі.

T細胞

Т-клітини

　胸腺（きょうせん）の調査で、T細胞を活性化できれば、免疫機能がアップしてがんを抑制（よくせい）することができるという話でした。今回は、それに引き続きT細胞とはなにかを調査しました。僕の言葉で書いても、説得力が欠けるため、本の中身を引用します。

　Під час дослідження тимуса мені сказали, що якщо Т-клітини можна активувати, імунну функцію можна покращити, а рак можна придушити. Цього разу ми продовжили досліджувати, що таке Т-клітини. Навіть якщо я напишу це своїми словами, йому бракує переконливості, тому я процитую зміст книги.

　免疫機能が、がん細胞を攻撃する仕組みが次第にわかってきています。

　Механізм, за допомогою якого імунна система атакує ракові клітини, поступово стає зрозумілим.

　ひとつが、ナチュラル・キラー（NK）細胞によるものです。NK細胞は、原始的な本能をもっていて、自分ではないものを見つけると即刻、攻撃を仕掛け、排除しようとします。ひじょうに強力な殺傷力があるので、活性化させることでがんが劇的に縮小したという例はたくさん出ています。

　Одна з них – природні клітини-кілери (NK). NK-клітини мають примітивний і нстинкт, і як тільки вони знаходять те, чим вони не є, вони атакують і намагаються це усунути. Через його потужну знищувальну здатність існує багато прикладів різкого зменшення ракових пухлин шляхом активації NK-клітин.

NK細胞は、組織的に管理されて動くのではなく、ゲリラ的に神出鬼没といった行動を得意としています。

NK-клітини добре діють партизансько, а не систематично контролюються.

もうひとつが、T細胞（ヘルパーT細胞、キラーT細胞、サプレッサーT細胞）を中心としたシステマチックな免疫活動があります。

Інший — систематична імунна активність, зосереджена на Т-клітинах (Т-клітинах-хелперах, Т-клітинах-кілерах, Т-клітинах-супресорах).

T細胞は、抗原抗体反応とよく似た抗原・T細胞受容体反応に支配されていますから、抗原を認識するという過程が、必要です。T細胞は、すぐそばにがん細胞があったとしても、抗原として認識できなければ見逃してしまいます。

Оскільки Т-клітини управляються реакціями антиген-Т-клітинний рецептор, які дуже схожі на реакції антиген-антитіло, необхідний процес розпізнавання антигенів. Навіть якщо поблизу є ракові клітини, Т-клітини пропустять їх, якщо не зможуть розпізнати їх як антигени.

抗原があることをT細胞に知らせるのが、抗原提示細胞と呼ばれるマクロファージや樹状（じゅじょう）細胞です。抗原提示細胞は、がん細胞を取り込んで消化し、その情報をヘルパーT細胞に伝えます。

Макрофаги та дендритні клітини, звані антигенпрезентуючими клітинами, інформують Т-клітини про наявність антигенів. Антигенпрезентуючі клітини поглинають і перетравлюють ракові клітини та передають інформацію хелперним Т-клітинам.

情報を受けたヘルパーT細胞はサイトカイン類を放出することで、がん細胞を攻撃するキラーT細胞に抗原を作らせ、活性化させてがん細胞排除の体制を作るのです。

Т-клітини-помічники, які отримують інформацію, вивільняють цитокіни, щоб Т-клітини-кілери, які атакують ракові клітини, виробляли антигени, активували Т-клітини-кілери та створювали систему для знищення ракових клітин.

【参考文献】がんを治す医療辞典決定版　最新の現代医学から確かな代替療法まで。「がん」と闘うための総合辞典
（総監修）帯津良一

読みながら、縦（たて）に首を振りながら「ふ～ん」って思いました。
　　Читаючи, я думав: «Хм».

複雑な仕組みでがんを抑制する機能が人間に備わっているんだなぁと感心するのでした。
　Мене вразило те, що люди мають здатність пригнічувати рак за допомогою складного механізму.

　話の中身がわからなくとも、独自に動くナチュラル・キラー（NK）細胞と、システマチックに動くT細胞達が、体の免疫機能を担っていることが、なんとなしに理解できてたらいいのかなぁと思いました。
　Навіть якщо ви не розумієте змісту історії, було б чудово, якби ви могли якось зрозуміти, що природні клітини-кілери (NK), які рухаються незалежно, і T-клітини, які рухаються систематично, відповідають за імунну функцію організму．Я подумав．

　もちろん、読み込んで理解もしておりますが、おさらいの意味を込めて記述していきます。
　Звичайно, я прочитав і зрозумів, але напишу це в сенсі рецензії．

システマチックに動くT細胞達の説明をしますと、キラーT細胞と言うのが、がん細胞を攻撃する役目を担っていて、抗原提示細胞（マクロファージや樹状細胞）が、がんを発見し、がんを認知して、がん細胞を取り込み、その情報をヘルパーT細胞に伝えて、ヘルパーT細胞がサイトカイン類を放出してキラーT細胞に抗原を提示し、キラーT細胞を活性化させ、攻撃態勢を整えてから、がん細胞を攻撃する、システマチックな仕組みをT細胞達はもっています。

　Я поясню Т-клітини, які рухаються систематично. Т-клітини-кілери відповідають за атаку ракових клітин. Клітини, що представляють антиген (макрофаги та дендритні клітини), виявляють рак, розпізнають рак, поглинають ракові клітини та передають інформацію допоміжним Т-клітинам. Т-клітини-помічники, які отримують цю інформацію, вивільняють цитокіни, представляють антигени Т-клітинам-кілерам, активують Т-клітини-кілери, готуються до атаки та систематично атакують ракові клітини.

　人体にある細胞達が連携して、人間の免疫機能を担っている事象が本を読みながら見えてきました。
　Читаючи книгу, я почав бачити, як клітини людського тіла працюють разом, щоб підтримувати імунну систему людини.

免疫細胞の種類の整理

типи імунних клітин

免疫細胞の種類の整理をしておきたいと思います。

типи імунних клітин.

これまでに、T細胞達が免疫機能に活躍していることを書いてきました、が、しかし、T細胞達とは何かといったことについて、言及をしてきませんでした。ここでは、その部分を紐解（ひもと）いていきたいと思います。

До сія писав, що Т-клітини активні в імунній функції, але я не згадував, що таке Т-клітини. Я хотів би розбити цю частину тут.

人間の血液は、赤血球、白血球、血小板と液体成分の血しょうで成り立っていると学生の頃に理科か化学で習った記憶がある方が多いのではないかと想像しています。その中の、白血球のお話です。

Я думаю, що є багато людей, які пам'ятають, що людська кров складається з еритроцитів, білих кров'яних тілець, тромбоцитів і плазми, рідкого компонента, про що вони дізналися на природничих науках чи хімії, коли були студентами. Це історія лейкоцитів.

白血球には、リンパ球、単球（マクロファージ、樹状細胞）、顆粒球（かりゅうきゅう）が含まれています。その中のリンパ球には、Tリンパ球、Bリンパ球、ナチュラル・キラー（NK）細胞が含まれています。その中のTリンパ球には、キラーT細胞やヘルパーT細胞が含まれています。

До лейкоцитів належать лімфоцити, моноцити (макрофаги, дендритні клітини) і гранулоцити. Лімфоцити в ньому включають Т-лімфоцити, В-лімфоцити та природні клітини-кілери (NK). Серед Т-лімфоцитів є Т-клітини-кілери і Т-клітини-хелпери.

ここまで、読んでいただければ、これまで、説明してきた、T細胞はTリンパ球と呼ばれていることに気がつきます。胸腺から出てくるのはTリンパ球（T細胞）なんだなぁと認識できれば御の字です。

Якщо ви дочитали до цього місця, то помітите, що Т-клітини, якими пояснювали досі, називаються Т-лімфоцитами. Якщо ви можете визначити, що це Т-лімфоцити (Т-клітини), які виходять із тимуса, вам пощастило.

ヘルパーT細胞とサイトカイン
Хелперні Т-клітини та цитокіни

　ヘルパーT細胞が出すサイトカインの説明を引用します。
　Процитую опис цитокінів, що виробляються хелперними Т-клітинами.

　サイトカインは、一つひとつの細胞から分泌されるタンパク質で、細胞間伝達分子と呼ばれているように、様々な情報を運び、その情報によって細胞を活性化させたり、鎮（しず）めたりする役割を果たしています。
　Цитокіни - це білки, що виділяються кожною клітиною, і, як їх називають молекулами міжклітинної комунікації, несуть різну інформацію та відіграють роль активуючих або заспокійливих клітин відповідно до інформації.

　構造や作用によって、いくつもの種類のサイトカインがあることがわかっています。がん細胞と免疫にかんするサイトカインとしては、インターロイキン、インターフェロン、腫瘍壊死因子（しゅようえしいんし）がよく知られています。
　Ми знаємо, що існує кілька типів цитокінів, залежно від їх структури та дії. Інтерлейкіни, інтерферони та фактори некрозу пухлин є добре відомими цитокінами, пов'язаними з раковими клітинами та імунітетом.

がん細胞が発見されると、マクロファージや樹状細胞が、がん細胞やその死骸を食べると同時に、どんな種類のがんが発生したのかをT細胞に知らせます。情報を受けたT細胞は興奮し活性化されます。そして、ヘルパーT細胞が、攻撃部隊であるキラーT細胞を目覚めさせ、がん細胞に攻撃を仕掛けるのです。

　Коли ракові клітини виявлені, макрофаги та дендритні клітини поїдають ракові клітини та їхні мертві тіла, і в той же час повідомляють Т-клітинам, який тип раку розвинувся. Отримавши інформацію, Т-клітини збуджуються і активуються. Т-клітини-помічники пробуджують атакуючу силу, Т-клітини-вбивці, і атакують ракові клітини.

　この一連のシステムの仲立ちをしているのが、サイトカインです。IL-2、IL-12などが刺激伝達の役割を果たします。免疫細胞のひじょうに緻密（ちみつ）なシステムがよく言われますが、サイトカインがあってはじめて成り立っているものなのです。

　Цитокіни опосередковують цю систему. ІЛ-2, ІЛ-12 тощо відіграють роль у передачі стимулу. Часто кажуть про дуже щільну систему імунних клітин, але це можливо лише завдяки цитокінам.

【参考文献】がんを治す医療辞典決定版　最新の現代医学から確かな代替療法まで。
「がん」と闘うための総合辞典
（総監修）帯津良一

ヘルパーT細胞の説明を引用します。
Процитую опис хелперних Т-клітин.

免疫の研究が進んで、興味深い事実が数多くわかってきました。その一つが、免疫には「液性免疫」と「細胞性免疫」があるということです。Досягнення імунологічних досліджень виявили багато цікавих фактів. Одна з них полягає тому, що в імунітеті розрізняють «гуморальний імунітет» і «клітинний імунітет».

液性免疫は、真菌や細菌に対する免疫です。マクロファージや樹状細胞が真菌や細菌を取り込み、その情報をヘルパーT細胞に伝えます。ヘルパーT細胞は二種類あり、この時に活性化するのは、2型のヘルパーT細胞（Th2）です。Th2は、IL-4、IL-5、IL-10などを分泌して、B細胞などを刺激します。

Гуморальний імунітет - несприйнятливість до грибів і бактерій. Макрофаги та дендритні клітини поглинають гриби та бактерії та передають інформацію хелперним Т-клітинам. Існує два типи хелперних Т-клітин, і в цей час активуються хелперні Т-клітини 2 типу (Th2). Th2 секретує IL-4, IL-5, IL-10 тощо для стимуляції B-клітин та інших.

細胞性免疫は、がん細胞などに対する免疫です。マクロファージや樹状細胞は、がん細胞を取り込んだのち、1型ヘルパーT細胞（Th1）を活性化させるためのサイトカインであるIL-12を放出します。Th1は、IL-2やインターフェロンγ（IFN-γ）を出して、キラーT細胞やNK細胞を活性化させます。

Клітинний імунітет - це імунітет проти ракових клітин. Після поглинання ракових клітин макрофаги та дендритні клітини вивільняють IL-12, цитокін, який активує хелперні Т-клітини 1 типу (Th1). Th1 активує Т-клітини-кілери та NK-клітини шляхом вивільнення IL-2 та інтерферону-γ (IFN-γ).

液性免疫と細胞性免疫は、お互いに微妙なバランスを取り合っています。2つの細胞には、一方が高まりすぎると、一方を抑制してしまうという関係があることがわかってきました。

Гуморальний і клітинний імунітет знаходяться в тонкому балансі один з одним. Було встановлено, що між двома клітинами існує взаємозв'язок, у якому, якщо одна занадто висока, інша пригнічується.

つまり、がん細胞を攻撃する細胞性免疫が十分に働くためには、液性免疫の作用が抑えられなければならないのです。

Іншими словами, щоб клітинний імунітет, який атакує ракові клітини, працював достатньо, необхідно пригнічувати дію гуморального імунітету.

免疫力は、「液性」「細胞性」を区別することなく全体で「高まる」「低下する」という図式で語られてきましたが、より深く研究していくと、デリケートなバランスがあることがわかってきたのです。

Імунітет був описаний термінами «підвищення» і «зниження» в цілому без розрізнення між «гуморальним» і «клі тинним». Однак при глибшому вивченні з'ясувалося, що існує крихка рівновага.

免疫が高まるといっても、がんを治療するには、細胞性免疫の方を高めないと意味がないということになります。

Навіть якщо імунітет зміцнюється, нема є сенсу лікувати рак, якщо клітинний імунітет не зміцнюється.

そのためには、IL-12やIFN-γというサイトカインの産生で促（うなが）すことが必要となってくるのです。

Для цього необхідно сприяти виробленню цитокінів, таких як IL-12 та IFN-γ.

【参考文献】がんを治す医療辞典決定版　最新の現代医学から確かな代替療法まで。
「がん」と闘うための総合辞典
（総監修）帯津良一

読みながら、首を縦（たて）に振りながら「ふ～ん」って思いました。

Читаючи, я думав: «Хм».

専門用語を見ると、読み込む前に「うっ」となって敬遠（けいえん）してしまいがちですが、言っていることは単純で、私達の人体は、真菌や細菌の病気に対しては、２型のヘルパーT細胞を介してB細胞などを刺激して液性免疫を獲得（かくとく）しています。

Легко ухилятися від читання технічних термінів, але я говорю просто. Наш людський організм набуває гуморального імунітету проти грибкових і бактеріальних захворювань шляхом стимуляції B-клітин за допомогою хелперних T-клітин 2 типу.

また、がん細胞やウィルスに感染した細胞（コロナや風邪）の病気に対しては、１型のヘルパーＴ細胞を介してキラーＴ細胞やＮＫ細胞を活性化させて細胞性免疫を獲得（かくとく）しています。
　Крім того, проти захворювань, викликаних раковими клітинами та клітинами, інфікованими вірусами (коронавірус і застуда), клітинний імунітет набувається шляхом активації Т-клітин-кілерів і NK-клітин за допомогою хелперних Т-клітин 1 типу.

　この２つの免疫機能は絶妙なバランスを保ちながら作用していて、どちらか一方が高まれば、どちらか一方が抑えられる仕組みとなっています。
　Ці дві імунні функції працюють, зберігаючи ідеальний баланс, і якщо одна посилюється, інша пригнічується.

　このことから、分かってくることは、Ｔ細胞が中心になって免疫系を支配していることが見えてきます。
　З цього ми бачимо, що Т-клітини відіграють центральну роль у контролі імунної системи.

　ここが肝心なところと理解していただけたら御の字です。
　Сподіваюся, ви розумієте, що це ключовий момент.

　Ｔ細胞は胸腺から作られていることが知られていますから、Ｔ細胞を安定的に供給できるように胸腺を活性化することができれば、真菌や細菌の病気も、がんやウィルスに感染した細胞の病気（コロナや風邪）も、

バランス良く免疫を獲得（かくとく）することが可能になると推測できます。

　Відомо, що Т-клітини утворюються з тимуса. Якщо вилочкову залозу можна активувати для забезпечення стабільного постачання Т-клітин, можна отримати збалансований імунітет проти грибкові і бактеріальних захворювань, а також раку та клітинних захворювань, інфікованих вірусами (коронавірусі застуда).

　がんもコロナも、ほとんどの病気が胸腺から発生するT細胞にかかっていることが見えてきます。胸腺を活性化することさえできれば、怖いものなしとなることが手に取るように推測できるわけです。

　Ми бачимо, що рак, корона і більшість хвороб залежать від Т-клітин, які утворюються з тимуса. Поки ви можете активувати тимус, ви можете здогадатися, що боятися нема чого.

自律神経
Вегетативні нерви

　自律神経を主軸に免疫機能を調べました。その内容を引用します。
　Ми досліджували імунну функцію, зосереджену на вегетативній нервовій системі. Процитую його зміст.

　自律神経は本来、心臓や胃腸、呼吸器、血管、汗腺などのはたらきをコントロールしている神経です。脳の指令を受けずに独立してはたらくことから、自律神経と呼ばれています。脳が休んでいる睡眠時間でも、自律神経のコントロールによって心臓は休まずにはたらき続けています。

　Вегетативні нерви спочатку є нервами, які контролюють функції серця, шлунково-кишкового тракту, дихальної системи, кровоносних судин і потових залоз. Її називають вегетативною нервовою системою, оскільки вона працює самостійно, не отримуючи команд від мозку. Навіть під час сну, коли мозок відпочиває, серце продовжує працювати без відпочинку завдяки контролю вегетативної нервової системи.

　自律神経には、交感神経と副交感神経があり、正反対のはたらきをしています。交感神経は運動や緊張をしたときなどに優位になり、心臓の拍動を高め、血管を収縮させ、体を活動的な状態にします。
　Вегетативна нервова система складається з симпатичної

парасимпатичної нервових систем, які виконують протилежні функції. Симпатична нервова система стає домінуючою під час фізичних вправ і напруги, прискорюючи серцебиття, звужуючи кровоносні судини і переводячи тіло в активний стан.

　一方の副交感神経は、休息しているときに優位になる神経で、心拍数を下げ、血管を拡張します。副交感神経がはたらくことで、心身がリラックスし、消化液の分泌や排便が促（うなが）されます。

　З іншого боку, парасимпатичні нерви домінують у стані спокою, сповільнюючи частоту серцевих скорочень і розширюючи кровоносні судини. Завдяки роботі парасимпатичних нервів розумі тіло розслабляються, секреція травних соків і дефекація стимулюються.

　白血球は、赤血球とともに血液の重要な成分のひとつです。赤血球が栄養分や酸素を細胞に運び、老廃物や二酸化炭素を回収するという仕事をしています。

　Лейкоцити є одним з важливих компонентів крові поряд з еритроцитами. Еритроцити переносять поживні речовини та кисень до клітин і видаляють відходи та вуглекислий газ.

　一方、白血球は感染やがんから体を守るはたらきをしています。その数は、赤血球が１０００個に対して白血球が１個という割合です。

З іншого боку, лейкоцити захищають організм від інфекції та раку. Співвідношення 1 лейкоцит на 1000 еритроцитів.

白血球の中身を見ると、健康な人では顆粒球（かりゅうきゅう）がおおむね６割に対して、リンパ球がおおむね４割の割合です。

Якщо дивитися на вміст лейкоцитів, то у здорової людини близько 60% складають гранулоцити і близько 40% - лімфоцити.

顆粒球は、真菌や大腸菌、細胞の死骸、カビなどの比較的大きなサイズの異物を食べて処理します。このときに、酸化力の強い物質（活性酸素）を出して異物を破壊します。活性酸素ががんの発生、増殖と大いにかかわっています。

Гранулоцити поїдають і переробляють сторонні речовини відносно великого розміру, такі як гриби, кишкова паличка, мертві клітини та цвіль. У цей час виділяються речовини з сильною окислювальною здатністю (активний кисень), які знищують сторонні речовини. Активний кисень бере участь у розвитку та зростанні раку.

リンパ球は、ウィルスなど小さな異物を排除するときに活躍します。リンパ球は、異物を「抗原」として認識すると、「抗体」と呼ばれるタンパク質を作り、異物に対して無毒化するようにはたらきかけます。リンパ球には、ナチュラル・キラー（NK）細胞、T細胞、B細胞などの種類があります。

Лімфоцити активні в усуненні дрібних чужорідних речовин, таких як віруси. Коли лімфоцити розпізнають чужорідні речовини як «антигени», вони виробляють білки, які називаються «антитілами», і працюють над детоксикацією чужорідних речовин. Типи лімфоцитів включають природні клітини-кілери (NK), Т-клітини та В-клітини.

自律神経と白血球の間には、緊密な関係があります。
Існує тісний зв'язок між вегетативними нервами і білими кров'яними тільцями.

自律神経は、内臓のはたらきを調整するときに神経の末端から神経伝達物質を分泌します。交感神経からはアドレナリンが、副交感神経からはアセチルコリンが出て内臓に緊張やリラックスの指令を出すのです。
Вегетативні нерви виділяють нейромедіатори з нервових закінчень, щоб регулювати роботу внутрішніх органів. З симпатичних нервів вивільняється адреналін, а з парасимпатичних нервів — ацетилхолін, який дає команди внутрішнім органам викликати напругу та розслаблення.

アドレナリンは、心も体も緊張させます。心臓の鼓動を上げ、血管を収縮させます。逆に、アセチルコリンは、心身をリラックスさせます。消化や吸収、排泄を促進する作用もあります。

Адреналін напружує розум і тіло. Збільшує частоту серцевих скороченьі звужує кровоносні судини. Навпаки, ацетилхолін розслабляє розум і тіло. Він також сприяє травленню, всмоктуванню та виведенню.

白血球の顆粒球とリンパ球では、アドレナリンやアセチルコリンに対して違う反応をします。顆粒球はアドレナリンで活発になり、アセチルコリンで活動が抑制されます。リンパ球はその反対です。

Гранулоцити і лімфоцити, які є білими кров'яними тільцями, по-різному реагують на адреналін і ацетилхолін. Гранулоцити активуються адреналіном і пригнічуються ацетилхоліном. Лімфоцити – навпаки.

つまり、交感神経が緊張すると、アドレナリンが分泌され顆粒球が反応します。副交感神経が優位になると、アセチルコリンが分泌されてリンパ球が反応します。反応するとは、活性化し、数も増えるということを意味しています。

Іншими словами, коли симпатичні нерви напружуються, виділяється адреналін і реагують гранулоцити. Коли парасимпатичний нерв стає домінуючим, виділяється ацетилхолін і реагують лімфоцити. Відреагувати означає активізуватися і збільшити кількість.

顆粒球は、外から侵入してきた比較的大きな異物を攻撃する細胞です。つかまえて溶かしてしまう攻撃パターンをもっていますが、このと

きに武器として使うのが活性酸素です。

Гранулоцити - це клітини, які атакують відносно великі чужорідні речовини, які вторглися ззовні. Він має шаблон атаки захоплення та плавлення, але використовує активний кисень як зброю.

活性酸素はひじょうに不安定な酸素のことで、安定するために周りの分子から電子を奪い取ります。電子が奪われた分子は、酸化という現象を起こし、一気に活性を失ってしまいます。さびてボロボロになってしまうのです。この性質を利用して、顆粒球は異物を処理しています。

Активний кисень — це кисень, який є настільки нестабільним, що він викрадає електрони з навколишніх молекул, щоб стабілізувати його. Молекули, у яких були позбавлені електрони, піддаються явищу, яке називається окисленням, і втрачають свою активність одразу. Він іржавіє і розсиплеться. Використовуючи цю властивість, гранулоцити переробляють чужорідні речовини.

交感神経が緊張して顆粒球が多くなると活性酸素の量も増えます。

При напруженні симпатичної нервової системи і збільшенні кількості гранулоцитів збільшується і кількість активного кисню.

通常、活性酸素は酵素によって除去されますが、酵素の能力を超えて発生した活性酸素は、あたりかまわず攻撃を仕掛けます。細胞が酸化し、DNAも傷つけられます。そのことが、細胞のがん化につながります。がん細胞が増殖していく原因にもなっているのです。

　Зазвичай активний кисень видаляється ферментами, але активний кисень, який утворюється понад здатність ферментів, буде атакувати незалежно від оточення. Клітини окислюються, а ДНК пошкоджується. Це призводить до клітинного канцерогенезу. Це також викликає ріст ракових клітин.

　活性酸素は、呼吸や細胞の新陳代謝によっても発生しますが、顆粒球が発するものがかなりの割合を占めるといわれています。つまり、顆粒球が増えれば増えるほど、がんは発生しやすくなります。

　Активний кисень також утворюється шляхом дихання та метаболізму клітин, але кажуть, що активний кисень, що виділяється гранулоцитами, становить значну частку. Іншими словами, чим більше гранулоцитів, тим більша ймовірність розвитку раку.

　がん治療のためには、顆粒球を増やさないようにしたほうがいいということになります。顆粒球が増えるということは、相対的にリンパ球が減ることを意味します。

　Для лікування раку гранулоцити краще не підвищувати. Збільшення гранулоцитів означає відносне зниження лімфоцитів.

顆粒球が増えることで、活性酸素による細胞のがん化が進み、がん細胞を排除するリンパ球の減少によって免疫力が下がるのですから、がん細胞にとっては最高に生きやすい環境といってもいいでしょう。

Зі збільшенням гранулоцитів клітини стають раковими за рахунок активного кисню, а лімфоцитів, які знищують ракові клітини, зменшується, послаблюючи імунну систему. Добре.

つまり、がんを治すには、活性酸素を発生させる顆粒球を少なくし、がんを排除しようとはたらくリンパ球を増やし、がん細胞が生きにくい環境を作ればいいわけです。

Іншими словами, щоб вилікувати рак, необхідно зменшити кількість гранулоцитів, які виробляють активний кисень, і збільшити кількість лімфоцитів, які намагаються усунути рак, тим самим створюючи середовище, в якому ракові клітини не можуть вижити.

がんを引き起こす要因。
Фактори, що викликають рак.

・はたらきすぎの寝不足さん
・Недосипання через перевтому

睡眠をしっかりとれている場合は良いのですが、3～4時間の睡眠で、はたらき続けている人は、顆粒球の数が異常に多くなってしまい、活性酸素の量も増え、細胞の酸化が進みます。注意が必要です。

Це добре, якщо ви добре висипаєтеся, але у людей, які продовжують працювати з 3-4 годинами сну, кількість гранулоцитів аномально збільшиться, кількість активного кисню збільшиться, і відбудеться окислення клітин. Ви повинні бути обережні.

・心の悩み
・турботи серця

不安や悩みや悲しみといったストレスは、脳の大脳辺縁系で感知され、視床下部へ伝えられます。

Стрес, такий як тривога, занепокоєння та смуток, відчувається в лімбічній системі мозку та передається в гіпоталамус.

視床下部は、自律神経や内分泌などのコントロールを司る場所です。視床下部は、ストレス刺激を受けて、アドレナリンやノルアドレナリンを分泌させ、交感神経の緊張状態を作り出します。

Гіпоталамус - це місце, яке контролює вегетативну нервову систему та ендокринну систему. Гіпоталамус отримує стресову стимуляцію і виділяє адреналін і норадреналін для створення стану симпатичного нервового напруження.

その結果、心拍や呼吸が早まり血圧が上がります。不安なことがあると心拍が速くなるという体験はどなたにもあるのではないでしょうか。

В результаті прискорюється пульс і дихання, підвищується артеріальний тиск. Ми всі знаємо, що тривога змушує серце битися швидше.

顆粒球を増やし、リンパ球を減らし、血流を悪くさせるという、がんを発生させ、増殖させる環境をもたらすのです。
Збільшуючи кількість гранулоцитів, зменшуючи кількість лімфоцитів і погіршуючи кровообіг, це створює середовище для розвитку та розмноження раку.

がん細胞の増殖を抑制し、治療にもって行くためには、リンパ球を増やして免疫力を上げなければなりません。
Щоб придушити ріст ракових клітин і привести їх до лікування, необхідно збільшити кількість лімфоцитів і підвищити імунітет.

リンパ球は副交感神経を優位にすることで増やすことができます。
Лімфоцити можна збільшити, зробивши домінантними парасимпатичні нерви.

【参考文献】がんを治す医療辞典決定版　最新の現代医学から確かな代替療法まで。「がん」と闘うための総合辞典
（総監修）帯津良一

顆粒球（かりゅうきゅう）とは
Що таке гранулоцити

細胞の中に殺菌作用のある成分を含んだ「顆粒」を持つ白血球の総称です。好中球、好酸球、塩基球の3種類に分けられます。
Це загальний термін для лейкоцитів, які мають «гранули», що містять компоненти з бактерицидною дією в клітинах. Вони діляться на три види: нейтрофіли, еозинофіли і базофіли.

【参考文献】国立研究開発法人国立がん研究センターのホームページ

読みながら、首を縦（たて）に振りながら「ふ〜ん」て思いました。
Читаючи, я думав: «Хм».

交感神経も副交感神経も、２種類のヘルパーT細胞と同様にお互いのバランスをとりながら作用し合っているんだなぁと思えたらいいのかなと思いました。
Я подумав, що було б добре думати, що симпатичні та парасимпатичні нерви працюють разом, врівноважуючи один одного, як два типи допоміжних T-клітин.

おそらく、どちらも必要で、バランスよく生活することが求められていると私は解釈しました。昼間は交感神経優位の状態で活動して、夜間は副交感神経を優位にして睡眠することを心がければバランスが良い生活サイクルになるのではないかと思います。
Я розумію, що, можливо, і те, і інше необхідно, і потрібне добре збалансоване життя. Я думаю, що якщо ви спробуєте спати з домінуючою симпатичною нервовою системою

вдень і спати з парасимпатичною нервовою системою вночі, у вас буде добре збалансований життєвий цикл.

と、ここまででしたら、今までの、調査と変わりがなかったのですが、ついに、見つけました。どうすれば、免疫力が上がったと証拠として提示できるのか、いわば判断できる、評価対象物とは何か、その数値データはどうすれば得られるのか。その判断基準が見えてきました。

До цього моменту не було жодних змін порівняно з попереднім розслідуванням, але я нарешті це знайшов. Як я можу надати докази того, що моя імунна система покращилася? Іншими словами, який об'єкт оцінки можна судити? Як я можу отримати числові дані? Я знайшов для цього критерії.

自律神経免疫療法の評価基準。
Критерії оцінки імунотерапії вегетативної нервової системи.

治療はリンパ球の数や白血球のなかに占める割合をチェックして、効果を確認しながら進められます。
Лікування проводиться з перевіркою кількості лімфоцитів і відсотка лейкоцитів для підтвердження ефекту.

健康な人の場合、血液1mm³（立方ミリメートル）あたり2300～2600個くらいのリンパ球が含まれています。
У здорової людини 1 mm³ (кубічний мілі метр) крові містить приблизно від 2300 до 2600 лімфоцитів.

２０００個くらいが下限で、これ以下になると免疫力が低下して病気になりやすくなると言われています。

　Приблизно 2000 є нижньою межею, і кажуть, що якщо це число менше, імунна система буде ослаблена, і люди стануть більш сприйнятливими до хвороб.

　がん患者は１５００個でも相当いいほうです。１５００個以下、抗がん剤などの治療を受けていると１０００個程度、それ以下になっている場合もあるといいます。

　Для онкохворих 1500 цілком непогано. Кажуть, що кількість лімфоцитів становить 1500 або менше, і що це може бути близько 1000 або навіть менше, якщо ви отримуєте лікування, наприклад протипухлинні препарати.

　自律神経免疫療法では、リンパ球を２０００個程度にまで回復させるのが目標です。２０００個を超えてくると免疫力がじわじわと力をつけてくるのです。

　Метою імунотерапії вегетативної нервової системи є відновлення кількості лімфоцитів приблизно до 2000. Коли він перевищує 2000, імунна сила поступово набирає сили.

【参考文献】がんを治す医療辞典決定版　最新の現代医学から確かな代替療法まで。
「がん」と闘うための総合辞典
（総監修）帯津良一

　これが欲しかった。これです。私が調べたかったこと。
　Я хотів цього. Це. що я хотів дізнатися.

これを軸に愛と友情のエネルギーの使い方の評価をしていけばいいんだなってことがわかりました。
　Я зрозумів, що виходячи з цього потрібно оцінювати, як використовувати енергію любові та дружби.

　これをお読みの読者で、身近にがん患者様がいる場合、早急に愛と友情のエネルギーの使い方を試してみる価値がございます。
　Якщо ви читаєте це і поруч є онкохворий, я вважаю, що варто якнайшвидше спробувати використати енергію любові та дружби.

　私は、これから、私なりの研究を進めていきたいと考えております。
　Відтепер я хотів би продовжити власне дослідження.

　が、しかし、今すぐ結果が出せるものでもございません。
　Однак це не те, що може дати результат відразу.

　臨床試験と呼ばれる類のものをクリアしなければ医学的に認められたことにならないからです。
　Це пояснюється тим, що він не є медичним визнанням, якщо не підтверджує те, що називається клінічним випробуванням.

　ですから、一朝一夕で達成できるようなものではございません。
　Тому це не те, чого можна досягти за одну ніч.

胸腺（きょうせん）のまとめ
Короткий зміст Thymus

　愛と友情のエネルギーの使い方に医学的根拠はあるのか、その問いに答えると、愛の力により免疫機能への効果を期待する声が医学者の中から現れてきている事実を鑑（かんが）みても、人間の免疫機能を司る主要器官である胸腺がハートの中心あたりに潜んでいる事実を鑑（かんが）みても、これからの研究の余地があると結論づけます。

　Чи є медичне підґрунтя для використання енергії любові та дружби? Я відповім на це питання. Існує факт, що деякі вчені-медики вважають, що сила кохання матиме вплив на імунну систему. Крім того, є факт, що тимус, головний орган, який контролює імунну функцію людини, захований у центрі серця. Ми робимо висновок, що є місце для подальших досліджень.

　また。未解決の問題として愛と友情のエネルギーの使い方をすることにより医学的に胸腺に刺激が与えられ、免疫機能を司るT細胞などに影響を与え、人間の免疫機能がアップする事象の確認と証明がされていない事実がございます。

　невирішене питання. Той факт, що використання енергії любові та дружби стимулює вилочкову залозу, впливає на Т-клітини, які контролюють імунну функцію тощо, і підвищує імунну функцію людини, не підтверджено та не доведено з медичної точки зору.

今後の課題として、愛と友情のエネルギーの使い方をする前とした後の血液を採取して免疫機能にどれだけの影響が現れて、どれだけの効果が得られるのか、また、継続的に半年間、3年間と、愛と友情のエネルギーの使い方をした場合の結果をみて、どれだけの影響が現れて、どれだけの効果が得られるのか、調査できれば、医学的に免疫力を高める手法として証明されることになるのではないかと期待しています。

Майбутні завдання. Взяття крові до і після використання енергії любові та дружби, наскільки сильно вплине на імунну функцію, і який ефект буде отримано? Крім того, дивлячись на результати безперервного використання енергії любові та дружби протягом півроку-трьох років, який вплив виявиться і який ефект буде отримано? Якщо це можна буде дослідити, я сподіваюся, що це буде доведено як метод підвищення імунітету за допомогою медичних засобів.

期待通りの結果が得られますと既存治療法などと併用して、がん治療に活かせる可能性を秘めているのではないかと推論づけています。

Якщо вдасться отримати очікувані результати, можна зробити висновок, що існує ймовірність його використання для лікування раку в поєднанні з існуючими методами лікування.

もし、愛と友情のエネルギーの使い方に医学的なエビデンスや、科学的なエビデンスがあることが証明されてまいりますと、福島県でがんに怯（おび）えながら暮らしている人々の不安を少しでも軽減することが出来るようになるのではないかと期待して、この文書を締めくくらせていただきたいと思います。

　Якщо буде доведено, що існують медичні та наукові докази того, як використовувати енергію любові та дружби, це допоможе зменшити тривогу людей, які живуть у префектурі Фукусіма і бояться раку. Я хотів би завершити цей документ словами сподіваюся, що ми зможемо це зробити.

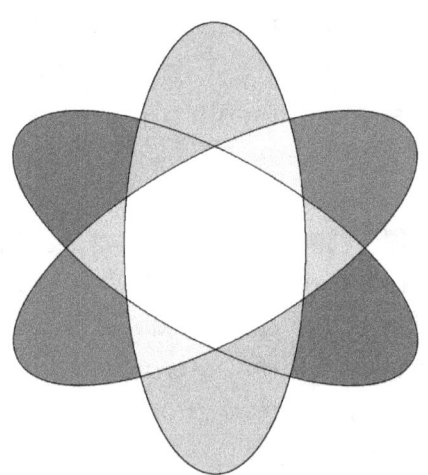

胸腺の活性化を体感した話
Розповідь про переживання активації тимуса

　上昇気流（アセンション）体験や覚醒体験を経て思うことがあります。
　Є речі, про які я думаю після досвіду висхідного струму (вознесіння) і досвіду пробудження.

　アセンションのクライマックスあたりに起こる現象の一つに胸腺（きょうせん）の活性化があります。肌感覚で体感できるレベルで胸腺の活性化が起こります。
　Одним із явищ, що відбувається навколо кульмінації сходження, є активація тимуса. Активація тимуса відбувається на рівні, який можна відчути через шкіру.

その時の現象を文字にすると、熱く滾（たぎ）る胸の中心と言いますか、心臓の少し上あたりに蝶（ちょう）のような蝶番（ちょうつがい）のようなイメージのエネルギー体を感じました。そのことを翼（つばさ）と表現しても良いかもしれません。熱く滾（たぎ）る日の鳥と表現しても過言ではないかもしれません。

　Якби я висловив це явище того часу словами, я б сказав, що я відчув енергетичне тіло в центрі мого серця, трохи вище мого серця, як шарнір, як метелик. Можна назвати це крилами. Можливо, не буде перебільшенням назвати його птахом палючого спекотного сонця.

　その胸腺の感覚を感じた時に、小4と言う言葉が連想されました。その頃の感覚を思い出して、あの頃の感覚って一番正しかった気がするなぁ。そして、一番良かった気がするなぁ。と思い返すのでした。男女の別がそれほど大きくなかった頃の感覚です…みんなが友達だった頃の感覚です。

　Коли я відчув відчуття вилочкової залози, на думку спало слово «четвертий клас». Я пам'ятаю почуття, які у мене були, коли я був у четвертому класі, і я відчуваю, що почуття, які у мене були тоді, були найправильнішими. І я вважаю, що це найкраще. Я згадав. Таке відчуття, що коли гендерні відмінності не були такими великими... коли всі були друзями.

胸腺が一生涯のうちで一番活性化される時期は小学４年生頃をピークにするのだそうです。小４をピークに胸腺は生涯をかけて７０歳くらいまで萎縮し続けていくそうです。小４と連想された体験と一致していてビックリしました。小４を年齢に換算すると１０歳です。

　Схоже, що час, коли вилочкова залоза найбільше активується протягом життя, досягає піку приблизно в четвертому класі початкової школи. Кажуть, що вилочкова залоза буде продовжувати атрофуватися протягом усього життя, досягаючи піку в четвертому класі початкової школи приблизно до 70 років. Я з подивом виявив, що слово «четвертий клас» відповідає пов'язаному з ним досвіду. Учні 4 класу початкової школи 10 років.

【参考文献】wikipedia調べ　https://ja.wikipedia.org/wiki/%E8%83%B8%E8%85%BA

　そう言われてみれば、あの頃を過ぎたあたりくらいから、男女の差が肉体的にも精神的にも大きく現れてきて、気が付いたら、大きな別が生まれていたなぁ。と…

　Якщо подумати, різниця між чоловіками та жінками, як фізично, так і розумово, почала проявлятися після того часу.

　そんなことあったなぁ…と、思いを巡らすのでした。
　Я думав про минуле.

あの頃って、怪我（けが）をしても治りが良かった記憶があります。あれは、胸腺のおかげだったんだぁ。と思い返すのでした。
　Пам'ятаю, навіть якщо я тоді отримав травму, вона добре заживала. Згадав, що це завдяки тимусу.

　また、上昇気流（アセンション）体験や覚醒体験をして、胸腺が活性化されてまいりますと、まるで、子供の心を取り戻したかのような感覚を味わえます。
　Крім того, коли вилочкова залоза активується під час висхідного повітряного потоку (сходження) і досвіду пробудження, ви можете відчути, ніби ви відновили розум дитини.

　子供の頃の感覚をリアルに味わえるような感覚です。
　Таке відчуття, що справді відчуваєш відчуття дитинства.

　純真な心と言いますか、なんでも楽しむ感覚と言いますか、いつも愉快（ゆかい）で楽しんでいるような、いつも笑っているような、ひじょうに良い、豊（ゆた）かな感覚を味わえます。
　Ви можете сказати, що це невинне серце, або ви можете сказати, що це відчуття насолоди від усього, це дуже гарне і насичене відчуття, що ви завжди щасливі, отримуєте задоволення і завжди посміхаєтеся.

現代の社会に不満を抱いていて、報われていない感覚や、救われていない感覚を、お持ちの方がいらっしゃいましたら、ぜひ、一度、この感覚を味わってみてはいかがでしょうか。
　Якщо ви незадоволені сучасним суспільством і відчуваєте себе невинагородженими або неврятованими, чому б вам не випробувати це почуття хоча б раз?

　その感覚を味わえれるようになってまいりますと、ものの見方や考え方が一新されていって、満足して生きていける。そんな人生に変換していただけたら幸いです。
　Коли ви зможете насолоджуватися цим відчуттям, ваша перспектива та спосіб мислення оновляться, і ви зможете жити із задоволенням. Я був би вдячний, якщо б ви змогли перетворити його на таке життя.

血液検査の結果から見る表の事情と裏の事情
результати аналізів крові

　喜びの束（つか）の間、血液検査で見えてきた数値をピックアップします。血液検査の過去データ
　Для хвилини радості я візьму цифри, які побачили в аналізі крові. Історичні дані аналізу крові

採取日付 採取時間 伝票名	2016/05/10	2022/02/16 検体検査	2022/03/09 検体検査	2022/05/18 検体検査
WBC	6120	5240	5450	6780
RBC	563	550	565	552
Hgb	16.0	16.3	16.6	15.5
Hct	47.0	49.0	49.7	46.8
MCV	83	89	88	85
MCH	28.4	29.6	29.4	28.1 L
MCHC	34.0	33.3	33.4	33.1
PLT	24.9	31.9	34.7	37.9
白血球像				
Baso	0.3	0.6	0.7	0.6
Eosino	7.7 H	4.4	8.4 H	3.4
Stab				
Seg				
Neutro	62.3	53.4	46.0	62.7
Lympho	18.8	35.7	39.6	26.7
Mono	10.9 H	5.9	5.3	6.6
その他1	0.0	0.0	0.0	0.0
その他2	0.0	0.0	0.0	0.0
EBL	0.0			
リンパ球（実数）	1150.0 L	1870.0 L	2160.0	1810.0 L
好中球（実数）	3810.0	2800.0	2500.0	4250.0
LD/IFCC		148	142	153
CK	83	436 H	90	166
BUN	15.3	11.6	11.9	18.0
CRE	0.91	0.93	0.91	0.84
UA		6.7	5.8	6.0
Na	142	142	142	142
K	3.9	3.9	3.7	3.7
Cl	102	106	105	104
HDL-C		43	40	38 L
LDL-C		172 H	195 H	197 H

２０２２年２月１６日、この日が初めて健康診断で再受診を促され掛かりつけの病院で受信した日です。この日に心臓のエコー検査などを受けて異常なしの診断を受けました。この時に、LDL-C、いわゆるLDLコレステロールの値が高いから、下げる努力をしていきましょうと告げられた日となります。

　16 лютого 2022 року я вперше пройшов медичне обстеження у звичайній лікарні. У цей день йому зробили ехокардіограму серця і діагностували відсутність будь-яких відхилень. У цей час мені сказали, що мій рівень LDL-C, так званий холестерин LDL, був високий і що я повинен спробувати його знизити.

２０２２年３月９日、この日が、１回目の経過観察日です。数値が悪化しているのがわかります。この当時、それまで毎日の日課だった晩酌を１ヶ月絶ったんだから大丈夫と、まぁまぁ軽い認識をしておりました。が、しかし、結果が出て、考え方を改める方向へと促されていきます。そして、栄養士の方からのアドバイスもあり、適度な運動、ウォーキングをする習慣を身につけていき、食事療法も取り入れていきました。

　9 березня 2022 року цей день є 1 перехідним обсерваційним днем. Ви бачите, що цифри погіршуються. Тоді я думав, що все буде добре, тому що я на місяць перестав пити напої, які були моєю щоденною справою. Однак результати з'являються, і мене закликають змінити своє мислення. Потім за порадою дієтолога увійшла в звичку до помірних фізичних навантажень і прогулянок, а також спробувала дієтотерапію.

200

２０２２年５月１８日、この日が、２回目の経過観察日です。個人的には自信がありましたが、しかし、結果は脆くも更なる悪化が認められ、なんでだ？なんでだ？あれだけやったのにって思うような結果でした。この当時、血液検査の結果は悪化しておりますが、体重が激減していたこともあって、主治医の先生から、努力の跡が見られるので薬は処方せず経過観察をして見ましょうと言われ、３ヶ月後に診て見ましょうと言う話でこの日は終わりました。

　18 травня 2022 року цей день є другим перехідним обсерваційним днем. Особисто я був впевнений, але результати були ще гірші. чому чому Це був результат, про який я думав, хоча я зробив стільки. Результати аналізу крові погіршуються, але оскільки я сильно схуд, мій лікар сказав мені спостерігати за прогресом, не призначаючи ліків, оскільки я бачу ознаки своїх зусиль. Цей день закінчився розповіддю про те, що через 3 місяці буду на повторному огляді і побачу.

また、栄養士さんからのアドバイスで、袋とじインスタントラーメンの調理法で、それまでは、スープと具材（キャベツなど）と一緒に麺を茹でて、そのまま召し上がっていましたが、麺をスープとは別で茹でて湯切りしていただく方法を提案され、試して見たところ、あのこってりなラーメンが、あっさりラーメンへと変貌する調理法を教えていただいて、これならイケると、俄然やる気になっていたのを思い出します。

　Я також отримав пораду від дієтолога. Це спосіб приготування «Локшина швидкого приготування в пакетику». До цього часу локшину відварювали разом із супом та інгредієнтами (капустою тощо) і їли як є. Однак дієтолог порадила відварити локшину окремо від супу і злити гарячу воду. Коли я спробував це, той насичений рамен перетворився на легкий рамен. Я пам'ятаю, як раптом у мене з'явилася мотивація.

また、運動のウォーキングも、運動公園にある野球場の周りをグルグル回る方法から、景色を観察しながら歩くウォーキング、例えるならば、図書館まで歩いていって、図書館でクールダウンしながら読書して、良い感じになってきたらウォーキングを再開して家に帰るという方法を工夫しながら始めました。

　Для фізичних вправ я змінив прогулянку навколо бейсбольного поля в спортивному парку на прогулянку, спостерігаючи за краєвидом. Наприклад, я почав ходити в бібліотеку пішки, охолоджуватися в бібліотеці під час читання, а коли мені стало легше, я знову ходив і пішов додому.

　同じ場所をグルグル回るウォーキングは目的がないから飽きてしまいますが、本を読みたいと目的を作って、動機付けて歩くウォーキングであれば意外と楽しめることに気がついたのでした。

　Ходити по колу навколо одного й того самого місця нудно, тому що це не має мети, але я зрозумів, що ходити з мотивацією читати книгу може бути напрочуд приємним.

　その中でも、半分歩けたらパイナップルジュースを飲んで良しとか、色々なご褒美を自分に与えたり、やり方を工夫していきました。

　Серед них я давав собі різні винагороди, наприклад, пив ананасовий сік, коли міг пройти півдороги, і винайшов способи, як це зробити.

2022年8月10日
10 серпня 2022 р

そして、満を持して迎えた２０２２年８月１０日。結果が出ました。LDLコレステロールと書かれている場所を観察していただければ、LDLコレステロールの値が下がっていっているのがわかるかと思います。

　І10 серпня 2022 року, яке зустріли сповна. Я отримав результати. Якщо ви поспостерігаєте за місцем, де написано холестерин ЛПНЩ, ви побачите, що значення холестерину ЛПНЩ знижується.

No	検査項目	結果	下限値	上限値	コメント	コメント2	単位名称
1	白血球数	5590	3500	9700			/MCL
2	赤血球数	533	M438	577			マン/MCL
3	血色素量	15.0	M13.6	18.3			G/DL
4	ヘマトクリット	46.2	M40.4	51.9			%
5	MCV	87	M 83	101			FL
6	MCH	28.1 L	M28.2	34.7			PG
7	MCHC	32.5	M31.8	36.4			%
8	血小板数	29.9	14.0	37.9			マン/MCL
9	白血球像						
10	好塩基球	0.5	0.0	2.0			%
11	好酸球	5.0	0.0	7.0			%
12	桿状核球		0.0	19.0			%
13	分葉核球		27.0	72.0			%
14	好中球	45.2	42.0	74.0			%
15	リンパ球	42.9	18.0	50.0			%
16	単　球	6.4	1.0	8.0			%
17	その他1	0.0		0.0			%
18	その他2	0.0		0.0			%
19	赤芽球	0.0		0.0			/100WBC
20	リンパ球（実数）	2400.0		GT 2000			/MCL
21	好中球（実数）	2520.0					/MCL
22	LD/IFCC	136	120	245			U/L
23	CK	109	M 50	230			U/L
24	尿素窒素	14.6	8.0	20.0			MG/DL
25	クレアチニン	0.93	M 0.65	1.09			MG/DL
26	尿酸	6.7	M 3.6	7.0			MG/DL
27	ナトリウム	142	135	145			MEQ/L
28	カリウム	4.1	3.5	5.0			MEQ/L
29	クロール	108	98	108			MEQ/L
30	総コレステロール	212	150	219			MG/DL
31	中性脂肪	206 H	50	149			MG/DL
32	HDLコレステロール	40	M 40	80			MG/DL
33	LDLコレステロール	155 H	70	139			MG/DL

しかし、注意点があります。栄養士さんからのご指摘がありました。ウォーキングの時どんなドリンクを飲まれていますか？と問われたので、即答でパイナップルジュースです。って答えました。すると、栄養士さんの方が合点がいかれたようで「それだ」って言われました。僕は目が飛び出るように驚きました。笑。

　Однак тут є застереження. У мене було направлення від дієтолога. Який напій ви п'єте під час прогулянки? Мене запитали, тож відповідь одразу – ананасовий сік. Я відповів. Тоді дієтолог, здавалося, зрозумів суть і сказав: «Це фактор». Я був такий здивований, що в мене вискочили очі.

　どうやら、甘いドリンクを飲むと中性脂肪が高くなるんだそうです。そこで、ウォーキングの際は、完全にパイナップルジュースを辞めるのは大変だろうから、お茶や麦茶などと交互に飲んでくださいねって愛嬌（あいきょう）の意をいただきました。

　Мабуть, вживання солодких напоїв підвищує «нейтральний жир». Тому під час ходьби було б важко повністю відмовитися від ананасового соку, тому принаймні мені сказали чергувати пиття з чаєм або ячмінним чаєм.

と、目に見えるお話はここまでとして、ここからは、思いっきり常識を吹っ飛ばしたようなお話をしてまいります。
З огляду на це, я залишу видиму історію до цього моменту, а з цього моменту я буду говорити про речі, які здувають здоровий глузд.

２０１９年７月１０日より、クリスタルヒーリングを伝授され、毎日のようにように執り行っていった結果、半年後にアセンションを体験しました。それ以来、毎日のようにアセンションさせる日々を過ごしていき、２０２２年５月中旬頃、恐怖体験を伴（ともな）う覚醒体験をしました。覚醒体験へと移り進む過程にて、たまたま血液検査をしていたわけでした。
10 липня 2019 року мене навчили зцілення кристалами, і в результаті майже щоденної практики я відчув вознесіння через півроку. З тих пір я майже щодня проводив свої дні на вознесіння, і приблизно в середині травня 2022 року я пережив досвід пробудження, який супроводжувався страшним досвідом. У процесі переходу до досвіду пробудження я робив аналіз крові.

では、２０２２年５月１８日の資料を見てまいりましょう。
Ознайомимося з матеріалами за 18 травня 2022 року.

2022年5月18日、血液検査の結果
Результати аналізу крові 18.05.2022р

No	検査項目	結果	下限値	上限値	コメント	コメント2	単位名称
1	白血球数	6780	3500	9700			/MCL
2	赤血球数	552	M438	577			マン/MCL
3	血色素量	15.5	M13.6	18.3			G/DL
4	ヘマトクリット	46.8	M40.4	51.9			%
5	MCV	85	M 83	101			FL
6	MCH	28.1 L	M28.2	34.7			PG
7	MCHC	33.1	M31.8	36.4			%
8	血小板数	37.9	14.0	37.9			マン/MCL
9	白血球像						
10	好塩基球	0.6	0.0	2.0			%
11	好酸球	3.4	0.0	7.0			%
12	桿状核球		0.0	19.0			%
13	分葉核球		27.0	72.0			%
14	好中球	62.7	42.0	74.0			%
15	リンパ球	26.7	18.0	53.0			%
16	単球	6.6	1.0	8.0			%
17	その他1	0.0					%
18	その他2	0.0		0.0			%
19	赤芽球						/100WBC
20	リンパ球（実数）	1810.0 L		GT 2000			/MCL
21	好中球（実数）	4250.0					/MCL
22	LD/IFCC	153	120	245			U/L
23	CK	166	M 50	230			U/L
24	尿素窒素	18.0	8.0	20.0			MG/DL
25	クレアチニン	0.84	M 0.65	1.09			MG/DL
26	尿酸	6.0	M 3.6	7.0			MG/DL
27	ナトリウム	142	135	145			MEQ/L
28	カリウム	3.7	3.5	5.0			MEQ/L
29	クロール	104	98	108			MEQ/L
30	総コレステロール	241 H	150	219			MG/DL
31	中性脂肪	125	50	149			MG/DL
32	HDLコレステロール	38 L	M 40	80			MG/DL
33	LDLコレステロール	197 H	70	139			MG/DL

この当時は、まだ、覚醒体験はしておりません。が、しかし、覚醒体験へと移り進む過程であったことは間違いありません。いわゆる、恐怖体験真（ま）っ只中（ただなか）の頃だったと思い返します。正確には２０２２年５月２７日に堪（たま）り兼（か）ねて病院に縋（すが）っていっていますし、２０２２年５月２１日の頃には当時ネット販売していた天然石ショップを閉じる決断をした閉店クーポンを発行している形跡があるので、おそらく、時期的に、かごめの話などが現れていた頃だと推測しています。

　У цей час я ще не відчував пробудження. Проте немає сумніву, що це був процес переходу до досвіду пробудження. Я пригадую, що я був у розпалі так званого страшного досвіду. Якщо бути точним, я звернувся до лікарні 27 травня 2022 року і скаржився на симптоми. Приблизно 21 травня 2022 року є докази того, що було видано купон на закриття, згідно з яким було вирішено закрити магазин натурального каменю, який на той час продавав онлайн, тож, мабуть, це було приблизно в той час, коли з'явилася історія Kagome.

　その当時の血液の資料があるなんて、奇跡としか言いようがありません。よくぞ受診して血液検査していたなぁ。と今となっては健康診断に感謝しています。
　Можна лише сказати, що це диво, що існує кровний документ того часу. Дякую за перевірку стану здоров'я.

実際問題、覚醒体験をいつしたのかと言われると、正直、いつ、覚醒体験をしたのかは定かではありません。２０２２年６月初旬頃だったんだろうなと今、思い返します。

　Чесно кажучи, я не впевнений, коли у мене був досвід пробудження. Думаю, це було десь на початку червня 2022 року.

　なぜ、この貴重な体験が曖昧（あいまい）になっているのかと言うと、覚醒体験へ移り進んで行く最中（さいちゅう）は、本当に何もかもを手放して行く過程にありました。２００万円かけて始めた天然石屋も閉店させ、それまで出版してきた本を全部廃盤にしたり、それまで発信してきたnoteのアカウントを完全に削除したりと、まぁ、まぁ、記録が残っていないのです。断片を洗いざらいして、だいたいこの辺にこんなことがあったよね。といった具合で、その当時の必死さを思い返します。

　Причина, чому цей дорогоцінний досвід став неоднозначним, полягає в тому, що під час переходу до досвіду пробудження я був у процесі справді відпустити все. Я також закрив магазин натурального каменю, який розпочав із 2 мільйонами ієн. Усі книжки, що вийшли досі, зняті з друку. Я повністю видалив обліковий запис, який до того часу опублікував статтю. Записів не залишилося. Збираючи фрагменти пам'яті, тут зазвичай було щось подібне. І так далі. Я пам'ятаю відчай того часу. Тому цінний досвід затемнений.

実際問題、当時は、本当に、それどころではなかった。
Тоді я був справді розгублений.

なぜならば、ヒーリングを人に伝えることにすら抵抗を覚えていたからです。こんな苦しい思いをするんだったら教えない方が良いのではないか、そもそも、アセンションや覚醒体験を望んでいる人がいるとも限らないし、僕のただの自己満足なんだったら、伝えることをやめた方がいいのではないかとか考えていました。

Тому що мені навіть не хотілося розповідати людям про зцілення. Якщо вас чекає такий болісний і болісний досвід, краще не вчити цьому. По-перше, не всі люди хочуть піднесення або досвіду пробудження. Я подумав, що якби це було лише моє самовдоволення, я мав би припинити їм розповідати.

しかし、その体験後、正常に戻っていく体と、健常になる心と、思いがけない発見。覚醒体験へと移り進む過程にて発生する胸腺（きょうせん）の感覚。もしかしたら、この胸腺（きょうせん）の感覚を用いたヒーリングを伝授すれば、世の中の誰かが救われるかもしれないと思うようになってくると、ヒーリングを伝えて行く原動力になっていきました。

　Однак після цього досвіду моє тіло прийшло в норму, мій розум став здоровим, і я зробив несподіване відкриття. Відчуття тимуса, яке виникає в процесі переходу до досвіду пробудження. Коли я почав думати, що, можливо, когось у світі можна було б врятувати, якби я навчав зцілення за допомогою цього відчуття тимуса, це стало рушійною силою для навчання зціленню.

　胸腺は人間の免疫機能の中枢、中核を担う存在で、コロナやガンから身を守るＴ細胞（Ｔリンパ球）を成熟させる器官であることがわかってきます。胸腺を活性化さすることさえできれば、人間の免疫機能を強化向上させることができると言えるのではないかと素人ながらに思えてならないわけであります。

　Тимус відіграє центральну роль у імунній функції людини, і тепер відомо, що це орган, у якому дозрівають Т-клітини (Т-лімфоцити), які захищають організм від коронавируса та раку. Я не можу не думати, що якщо ми можемо активувати тимус, ми можемо сказати, що ми можемо зміцнити та покращити імунну функцію людини.

そう言ったことが見えてきて、初めて、胸腺活性化ヒーリングを公開するに至った訳でありました。
　Лише після того, як я це зрозумів, я зміг відкрити для громадськості лікування активацією тимуса.

また、２０２２年７月１９日に、家庭内にコロナ陽性患者が出て保健所の指示に従い一週間程、隔離生活をしました。
　Також 19.07.2022 вдома був коронохворий, ія був на карантині близько тижня за вказівкою ЦГМ.

　その際に胸腺活性化ヒーリングをして、どうなるのか様子をみてみたところ、僕自身、喉（のど）がイガイガするくらいの症状は出たものの、咳（せき）や発熱などの症状が出ることがなく、一週間の隔離生活を無事に過ごすことができました。
　Я намагався перевірити, що станеться, якщо я спробую лікування активацією тимуса. У мене самого були симптоми, від яких дратувалося горло, але я зміг провести тиждень ізоляції без жодних симптомів, таких як кашель чи температура.

　たまたま、僕にコロナが移らなかっただけか、胸腺活性化ヒーリングのおかげなのかはわかりませんが、難を逃れることができました。
　Не знаю, чи так сталося, що я не захворіла на коронавірус, чи я врятувалася завдяки лікуванню активацією тимуса, але я була в порядку.

また、コロナ陽性患者の方にも、胸腺活性化ヒーリングを伝授して、経過観察をしてみたところ、重症化せずに済んでいます。もちろん、薬のお陰もあってのことだとは思いますが、コロナ陽性患者の方が言うには、胸腺活性化ヒーリングを行うことによって気分的に楽になったと事後報告を受けています。

　Крім того, коли я навчав зцілення за допомогою активації тимуса короно-позитивних пацієнтів і спостерігав за їхнім прогресом, вони не стали серйозними. Звичайно, я думаю, що це завдяки лікам, але я отримав посмертний висновок від коронапозитивного пацієнта, що йому стало краще після лікування активацією тимуса.

　ちなみにですが、うちの家族は全員、稀に見る、ワクチン未接種者です。そんな環境でも軽症で済んでいます。
　До речі, вся моя сім'я - рідкісні, нещеплені люди. Навіть у такому середовищі симптоми слабкі.

この経験後２０２２年８月１０日に血液検査を受けてきました。
Після цього досвіду я пішов до лікарні 10 серпня 2022 року і отримав аналіз крові.

覚醒体験へと移り進む過程で奇跡的に血液検査をした結果と、覚醒体験を経てコロナにも打ち勝った後に血液検査をした結果を見比べてみると面白い結果が見えてきます。
Якщо порівняти результати аналізу крові, чудесним чином проведеного в процесі переходу до Досвіду Пробудження, і результати аналізу крові після Досвіду Пробудження та подолання коронавірусу, то ви побачите цікаві результати.

２０２２年５月１８日（覚醒体験前）
　リンパ球数（実数）　1810.0 /MCL
　好中球（実数）4250.0 /MCL
18 травня 2022 (до досвіду пробудження)
Кількість лімфоцитів (справжнє число) 1810,0 /МКЛ
Нейтрофіли (дійсне число) 4250,0/МКЛ

２０２２年８月１０日（覚醒体験後）
　リンパ球数（実数）　2400.0 /MCL
　好中球（実数）2520.0 /MCL
10 серпня 2022 (після досвіду пробудження)
Кількість лімфоцитів (справжнє число) 2400,0 /МКЛ
Нейтрофіли (дійсне число) 2520,0/МКЛ

もちろん、5月は花粉やカビが増殖する期間であることなど考察すると、季節的な数値の変化もあるでしょうし、一概にリンパ球数が上がっていれば良いと言う訳でもなくて、バランスが取れていることが求められています。

Звичайно, враховуючи, що пилок і цвіль ростуть у травні, будуть сезонні зміни чисельності. Крім того, це не обов'язково означає, що добре, якщо кількість лімфоцитів зростає, але потрібно, щоб воно було в балансі.

　なぜならば、リンパ球数が異常に高くなると、それはそれで病気と疑われますし、リンパ球数が異常に低くなると、それはそれで病気を疑われます。

Це пояснюється тим, що коли кількість лімфоцитів аномально висока, це підозрюється як захворювання, а коли кількість лімфоцитів аномально низька, це підозрюється як захворювання.

　ですので、一概に量が多ければ良いと言うことではなくて、バランスが取れていて、尚且つ、活性化されていることが肝となります。

Тому не обов'язково, що чим більша кількість, тим краще, але важливо, щоб вона була добре збалансованою та активованою.

　ですので、この数値から胸腺が活性化されたと判定することはできないと自覚しますが。結果的に数値は良いなぁって思っています。今、俺、健全だ。

Тому я знаю, що за цим значенням неможливо судити про те, що тимус активований. Я вважаю, що в результаті цифри хороші. Зараз я здоровий.

また、胸腺活性化ヒーリングで胸腺が活性化されたと評価する方法が見つかっていない現状に気が付いています。どうすれば、胸腺が活性化されたと評価できるのか知りたいなぁと思い始めています。

Крім того, я знаю про поточну ситуацію, коли не було знайдено жодного методу для оцінки того, що вилочкова залоза була активована шляхом лікування активації тимуса. Я починаю дивуватися, як я можу оцінити, що вилочкова залоза активована.

答えは見えているんだけど、どうやれば実証できるのかが謎なんです。

Я бачу відповідь, але як це довести - загадка.

これからの課題だと自認しております。

Я переконаний, що це буде питання майбутнього.

おわりに ПЕРЕД КІНЦЕМ

　本編にある愛と友情を用いたエネルギーの使い方を実践していきますと、3ヶ月後から半年後あたりで、ハートに昇る龍となる、上昇気流（アセンション）が起こるようになります。

　Якщо ви попрактикуєтеся в тому, як використовувати енергію любові та дружби в основній історії, приблизно через 3-6 місяців відбудеться висхідна течія (вознесіння), яка стане драконом, що піднімається до вашого серця.

　初めて起きた時、驚きました。そして、愛と友情のエネルギーを用いることの素晴らしさに気づくようになります。

　Коли відбулося перше вознесіння, я був вражений. Ви зрозумієте, як чудово використовувати енергію любові та дружби.

　上昇気流（アセンション）は実際に起こるものだと、実在する話だと信じるようになりました。

　Я переконався, що Вознесіння — це реальна річ і справжня історія.

　そして、上昇気流（アセンション）を続けて行った結果、ハートから喉奥（のどおく）へと上昇気流（アセンション）が移り進んで行きます。

І результат продовження висхідного потоку (Сходження). Висхідний потік (підйом) рухається від серця до горла.

さらに、上昇気流（アセンション）を進めていきますと、頭蓋（ずがい）の中へと移り進んで行きます。しかし、ここまでは、純粋な快楽です。心地の良いものですし、幸せを享受（きょうじゅ）していました。

Крім того, у міру того, як ви продовжуєте висхідний потік (підйом), ви переходите в череп. Але поки що це суцільне задоволення. Це було добре, і я був щасливий.

しかし、僕の例で言いますと、愛と友情を用いたエネルギーの使い方を実践し始めて２年と１０ヶ月が過ぎた頃、頭蓋（ずがい）の中へと移り進んだ先、頭頂部に上昇気流が移り進んで行く最中（さなか）に、地獄の苦しみが現れ出でました。

Однак після 2 років і 10 місяців практики використання енергії любові і дружби висхідний потік (сходження) перемістився в череп. На шляху до маківки з'явилися страждання пекла.

それまでの快楽とは一変して踠（もが）き苦しみます。寒気や悪寒や恐怖や不安にさいなまれ、苦楽を共にするアセンションへと進化していきました。

Це зовсім інше, ніж задоволення до того часу, і я буду страждати. Воно перетворилося на піднесення, яке розділяло радість і печаль із ознобом, страхами й тривогами.

219

この先に起こる覚醒体験のことは、本書で詳しく説明してあります。是非、本書をループして読み起こして見てください。
　Історія пробудження, яка йде далі, детально пояснюється в цій книзі. Будь ласка, зацикліть цю книгу та прочитайте її.

　それでは、最後に、胸腺活性化ヒーリングを伝授します。
　Нарешті, я навчу вас про лікування активацією тимуса.

胸腺（きょうせん）活性化ヒーリング
Як сприяти активації тимуса

若き日のあなたにお伝え申します。
Я скажу вам.

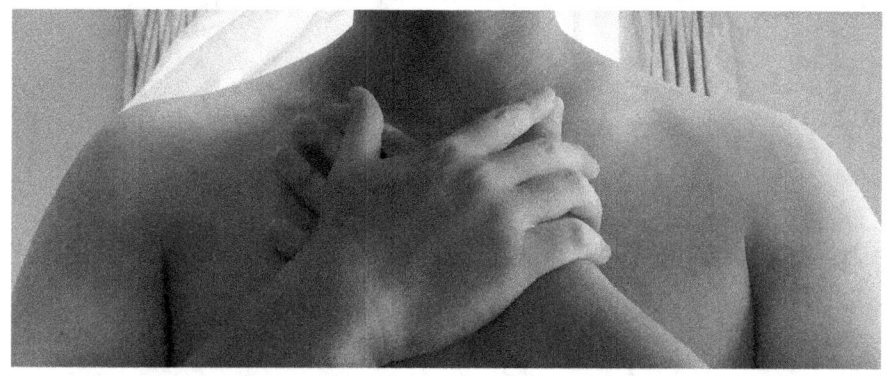

　まず、左手親指を左側の鎖骨に当たるようにセットして、左手人差し指を右側の鎖骨に当たるようにセットしていただきます。そして、右手親指を左手人差し指上あたりに置き、右手人差し指を左手親指上あたりに置いてください。
　Спочатку покладіть великий палець лівої руки на ліву ключицю, а вказівний палець лівої руки — на праву ключицю. Помістіть великий палець правої руки над вказівним пальцем лівої руки, а вказівний палець правої руки - над великим пальцем лівої руки.

正確ではありませんが、だいたいその辺りに胸腺があると想像してください。そもそも、胸腺の位置は覚醒体験へと進む過程で体感していくことなので、ここでは言及を避けておきます。だいたい、あってればOKです。

Це не зовсім точно, але уявіть, що тимус приблизно там.

それでは、息をふぅ〜っと吐き出してください。息を吐き出しきったら、素早く息を吸い込み、ゆっくり息を吐き出しながら、胸腺に伝えていきます。

Зосередьтеся на своєму диханні. Видихаючи, прошепотіть у своєму серці.

あなた様に愛と友情をささげます。
わたしはあなた様を愛しております。
わたしはあなた様と友達です。
Я пропоную тобі свою любов і дружбу.
я тебе люблю
я з тобою дружу.

声に出さず、心の声でお呟（つぶや）きください。これを息継ぎのたびに繰り返していきます。今のあなたに、時間的余裕があるなら、そのまま瞑想をしましょう。※特に瞑想する時間に決まりはありません。あなたの赴（おもむ）くままに心地よいだけ行っていただけたらと思います。

Будь ласка, не кажіть це вголос, а прошепоть у своєму серці. Повторюйте це з кожним вдихом. Якщо у вас є час, давайте помедитуємо як є.*Час для медитації безкоштовний. Я хотів би, щоб ти йшов так комфортно, як хочеш.

ハートの中心より出てまいります、愛と友情のエネルギーの感覚を感じられた方はいらっしゃいますか？または、イメージやビジョン、サウンドやミュージック、動画や物語など、様々な形で何かを見せてくれるかもしれません。

Чи може хтось із вас відчути енергію любові та дружби, що виходить із центру вашого серця? Або він може показати нам щось у різних формах, таких як зображення, бачення, звуки, музика та історії.

そんな感覚、感じがきたら、自分でこさえないで、もっと見せてくださいと言うように、抗わずに進んで体験していきましょう。これは自己に内在する存在が動き出しているその証拠なんです。

Якщо ви так відчуваєте, не стримуйтесь і переживайте це так, ніби хочете побачити більше. Це доказ того, що існування, притаманне самості, починає рухатися.

また、愛と友情のエネルギーの使い方をして起きたことは忘れないうちにメモにとっておきましょう。

Крім того, запишіть, що відбувається, коли ви використовуєте енергію любові та дружби, перш ніж забудете про це.

僕の本はこのメモから作られています。

Моя книга заснована на цьому меморандумі.

www.ingramcontent.com/pod-product-compliance
Lightning Source LLC
Chambersburg PA
CBHW052348220526
45465CB00003BA/1015